鹿鸣心理

心理咨询师系列

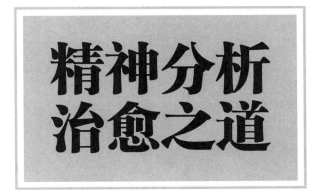

How Does Analysis Cure?

〔美〕海因茨·科胡特 / Heinz Kohut◎著

〔美〕阿诺德·戈德伯格 / Arnold Goldberg 〔美〕保罗·斯特潘斯基 / Paul Stepansky◎编

訾非 曲清和 张帆◎译

重庆大学出版社

序　言

本书是海<u>因茨·科胡特</u>（Heinz Kohut）的最后一本书，然而它却不会是最后一本阐<u>述他</u>的工作的书。当前精神分析学派的自体心理学有强劲的发展势头，并拥有自己的历史，本书正是那段历史中出现的里程碑式著作。

这段历史不论从任何角度来看都是极为重要、令人兴奋的。我们难以界定它起始的时间。自体心理学的发展与海因茨·科胡特的工作如此息息相关，以至于对它的完整阐述有赖于对他个人生活史的了解。当然，如同他的密友威廉·詹姆斯（William James）阅读他的《自体的分析》手稿后所写的推荐中的预言，"首先，人们会说它完全是错误的，然后他们会说这些理论琐碎且并不重要，最终他们会说这些东西他们早就知道了"。人们可以回顾自体心理学的简要发展史。事实的确沿着这个预言在发展，但这也同时说明，科胡特的新想法对科学界构成了重大影响，这种影响延续至今。

可以肯定的是，并非每一个听说过或读过科胡特关于自恋思想的人最初都会像詹姆斯预言的那样反对他的想法，而且人们的反应也并不都是按照预言中的过程精确地发生。1965 年 12 月科胡特第一次发表了论文《自恋的形式与变形》（Kohut，1978b，vol. 1），此时他在精神分析行业工作，正处于职业生涯的高峰。他对自恋的观察几乎没有引发任何不同意见，甚至他在两年后发表的论文《精神分析学派对自恋性人格障碍的治疗》（Kohut，1978b，vol. 1）也被人们友好地接受了。20 世纪 60 年代后期，科胡特准备出版《自体的分析》，他在不同时间请他的同事和学生阅读并评论这本书的手稿。他很清楚这第一本书与传统精神分析相背离，他想要在正式出版前先获取尽可能大范围的批评意见。

虽然事实上《自体的分析》一书获得了读者极其广泛的赞扬，但也引发了非常尖锐的反对之声。科胡特希望有一个学术小组能够应对日益增长的反对之声，于是一群对他的工作感兴趣的分析学家与他开始有规律地聚会交流，这种聚会形式一直持续到现在。经过长期的发展，自体心理学学术小组吸纳了大量的、来自不同背景的成员：

迈克尔·巴斯克（Michael Basch）、约翰·格豆（John Gedo）、大卫·马科思（David Marcus）、安娜·奥斯登（Anna Ornstein）、保罗·奥斯登（Paul Ornstein）、玛丽安·托尔平（Marian Tolpin）、保罗·托尔平（Paul Tolpin）和恩斯特·沃尔夫（Ernest Wolf）都在不同时期属于这个团体。更多新进的成员包括伯纳·肖恩（Bernard Shane）、摩顿·肖恩（Morton Shane）和罗伯特·史托洛卢（Robert Stolorow）。由于越来越多的人对科胡特的工作产生兴趣，一个由五十人组成的更大的研究小组最终取代了最初的研究小组。虽然我们大部分聚会内容都是探讨自体心理学的理论，但我们偶尔也会开展一些项目，例如合作出版《自体心理学：案例集》（Goldberg, 1978），以及举办自体心理学大会。

在自体心理学研究小组里，大家的讨论总是十分热烈，这种情况一直持续到今天。我们所有人都对针对自体心理学的批评意见进行过回应，我们这么做并不是为了实现詹姆斯的预言，只是想把我们对自体心理学的理解告诉世人。可以毫不夸张地说，我们很少听到一种批评意见是我们没在研究小组里讨论过并得到满意解决的。当然，我们一直会遇到我们未能作出答复的批评意见，但这是所有学科的本质属性。

本书是精神分析学的重要一章。它表明了精神分析自体心理学概念的发展状态。它产生于科胡特与同仁们的讨论，有些则是他对《自体的重建》一书出版后引发的一系列问题的回答。然而本书并未局限于对《自体的重建》一书的探讨，因为对这些问题的探讨引导科胡特形成了一套有关分析性治疗的治愈本质的假设，这个假设与他早期有关治疗的观点有根本的不同。沿着这种理论进展，在各种主题的探讨中，科胡特尤其对共情概念、俄狄浦斯情结的发生状况、防御与阻抗的本质，以及各种形式的自体客体（selfobject）移情等进行了详尽探讨。本书最重要的方面之一是科胡特对自体心理学中尚未被研究和有待最终解决的问题的清晰描述。

任何参与自体心理学历史的人都能够对科胡特的朋友詹姆斯的预言作出反应。科胡特的思想或理论不是"错"的，因为新的思想和理论并不能被简单地概括为对或错。相反的，我们可以用一个务实的准则对这些思想或理论的对错进行判断，这个准则就是我们必须考虑一下这些思想对于临床精神分析到底有多大指导意义。毫无疑问，科胡特的思想是重要的并值得进一步的研究与争论，但是这些研究与争论不应该出于为反对而反对的心态，而必须秉承一种探索的精神，即它们是否使我们获得了对未知世界更多的认识。科胡特的想法也绝非是"琐碎"的，因为很多精神分析师能够把这些想法在临床和理论上加以应用，这些应用证明了自体心理学的重要性。詹姆斯预言的最后一部分让我们不得不自问：在实际操作中，精神分析师实际上一直在应用自体心理学的观念。无须惊讶，这个问题在本书中作出了回答，读者可以在本书中发现科胡特对这个问题的深入思考。

　　本书由我与保罗·斯特潘斯基根据海因茨·科胡特的手稿编辑而成。我认为我们并未在书中增删他的想法，我们主要的工作是优化表达的清晰程度。斯特潘斯基为此付出了主要的工作，没有他的合作，这个工作是无法完成的。他对科胡特思想的传递精确与否，由我承担责任，但我相信这本书忠实表达了科胡特的原意。

阿诺德·戈德伯格　医学博士
芝加哥

前　言

　　先夫在去世前不久完成了本书的写作。对于精神分析，他说他已经做了自己想做的事，并希望他的同行们，尤其是年轻一代，能够对他在工作过程中提到的很多问题进行更深入的研究。他同时希望他的思想能够启发同事们提出自己的问题，遵从他们自己的想法继续研究，从而使精神分析科学不断发展。

　　我对阿诺德·戈德伯格(Arnold Goldberg)和保罗·斯特潘斯基(Paul Stepansky)对我丈夫手稿的编辑加工，做了部分修订，加进了一些来自原著的章节。我清楚我丈夫认为对这些章节的交流，甚至重申，均极为重要，而这些章节因为风格原因被忽略掉了。虽然新收入的这些章节会让本书在某种程度上变得难以理解，但我希望读者能耐心阅读，相信最终他们会从书中丰富的思想和见解获益。

　　我们的儿子汤姆（ Tom ）以及我丈夫的老朋友罗伯特·W. 韦德斯沃斯（ Robert W. Wadsworth ）对本书手稿的整理出版提供了帮助，在此我对他们表示感谢。

伊利莎白·科胡特（ Elizbeth Kohut ）

CONTENTS

目录

第一部分　自体的重建：回应与反思

第二部分　精神分析治疗的本质

第一部分

自体的重建：回应与反思

我最近出版的《自体的重建》一书中的部分思想引发了同行们各种各样的回应，这不足为奇。在很多场合，如咨询、研讨会和通信中，我被要求厘清那些在书中未被详细阐明的思想。除了来自同行及朋友的外在要求，我自己也在沿着这条思路继续探索，并且我也愿意与大家讨论这些新的见解。在本书第一部分中涉及的不同主题之间虽具有一定的关联性，但它们无法构成一个有机整体。它们之所以被放在一起，主要是因为它们都是对《自体的重建》一书的回应与反思。

第一章　自体心理学视角下的可分析性

对某些严重人格和行为障碍者的精神分析是否应该有所保留？

虽然大多数对《自体的重建》（1977）一书的评论支持书中所提及的精神分析自体心理学，但一位同行的建设性意见让我注意到我需要进一步讨论里面的一个观点。这是一封对自体心理学充满信任的来信，在信中我的同事表达了对《自体的重建》的赞许之情，但他也对我这本书的一个观点提出质疑。他认为我倡导"在分析深入到被分析者难以承受的混乱素材出现之前，分析师应该终止治疗"。虽然他承认"某些案例中的退行是难以控制的"，但他提出一种自认为与我的观点截然相反的意见，即"缓慢而谨慎地工作，特别是对经历的反复述说"能够完全阻止这种危险。这些说法让我不安。我没有想到我对退行的观点，尤其是在《自体的重建》一书中所表达的观点，会被人们以这样的方式（即我亲爱的同事所应用的方式）加以理解。无疑还会有其他读者误解我在面对这位同事所说的"自体的严重缺陷"时的治疗态度。在下文，我将试图解释我的真正立场。

我对自体及自体的发展的理解让我对治疗产生了这样的基本结论：是自体的缺陷导致患者产生并保持自恋式的自体客体移情，这通过治疗中的转变内化作用（transmuting internalization）——即一种在患者童年期受阻的健康的心理活动——可以发生改变，从而建构了能填补自体缺陷的结构。事实上，我把这个过程的出现，尤其是它的持续看作一个证据，来证明治疗情境重新激活了缺陷自体的发展潜力。在《自体的分析》和其他许多出版物中我都清楚阐明了这个中心假设，在《自体的重建》中也没有改变。

有人认为我主张对可分析的自体障碍进行不完整分析，尤其是我主张允许一些案例中自体的特定结构缺陷不被治愈。这个误解可能是因为我没有提醒读者注意自体的童年发展的理论细节，以及心理健康与心理治疗的定义的相关变化，这些是我需要对先前的假设做个补充说明。

不过我必须逐步阐述我对早期发展、心理健康和治愈的看法，而且对它们的论述不能是相互孤立的，而是要放在一个基本的情境中进行，所有的解释都应该从这个情境中抽取出来。这个情境就是：在分析情境中对被分析者的经验的共情式观察。首先，我要再次声明我对于自体治疗的核心观点：在分析自恋性人格障碍时，所有的自体缺陷被自发地调动（mobilized）出来成为自恋式的自体客体移情。为防止可能发生的误解，我要补充一点，当我提到所谓移情的自发调动时，我完全意识到了阻碍移情发展的阻抗是存在的，也是必须被识别出来并予以分析的（Kohut，1978b，2：547-561）。但是承认这种阻碍力量的存在并不与我的核心观点相矛盾，考虑到精神分析情景的鼓励氛围，自恋人格障碍个体的缺陷自体将努力完成它的发展，也就是说会再次尝试建立一个连续的张力弧，从基本的抱负心（ambition）开始，经由基本的才能与技能，达成基本的理想。这个张力弧是完整、无缺陷自体的动力本质。它是结构的概念化，它的建立使得创新-创造性的、完整的生活成为可能。

如果自体已经达到无缺陷的结构上的完整，但因为它的能量被未解决的俄狄浦斯冲突所消耗而不能施展它的应有功能，俄狄浦斯冲突就应该在精神分析中被激活，俄狄浦斯移情将会发生并被修通。自体心理学对那些弗洛伊德称之为"移情神经症"的精神障碍的分析方法在表面上与传统精神分析所主张的相一致。传统精神分析认为，借助系统的防御分析，促进俄狄浦斯移情的展开，避免对移情关系的过早解析（Kohut，1971：266），之后是漫长的解释阶段和修通的实现。自体心理学与传统精神分析对移情神经症的治疗的差异在于他们对基本致病机理的不同看法。传统精神分析认为当我们触及到个体的冲动、愿望和驱力时，即当个体意识到其古老性欲和攻击性时，我们就到达了个体心理的最深层。然而，自体心理学取向的分析家认为致病的俄狄浦斯情结发源于俄狄浦斯期的自体-自体客体障碍，在性欲和攻击性之下还有一层抑郁和弥漫的自恋愤怒（narcissistic rage）。因此，在分析中不仅要解决俄狄浦斯情结本身，还要在下一阶段，或同时地（逐步把重点转向）关注隐藏的抑郁和俄狄浦斯期自体客体失败。有问题的自体客体孕育了儿童期的障碍性俄狄浦斯情结，对于这一点我将在本书其后的章节具体论述。现在，我且放下俄狄浦斯神经官能症的分析的主题，转向狭义的可分析自体障碍（self disorder），即自恋性人格障碍和行为障碍。

关于狭义的自恋人格障碍的分析，我要强调的是通过在移情中对个体早期（archaic）创伤性自体-自体客体关系的重新激活与分析，来让个体重新体验早年的无力感（lethargies）、抑郁和愤怒是十分重要的。虽然，如上所述，所有受到正确指导的针对俄狄浦斯神经官能症的分析最终都会揭示由俄狄浦斯期自体客体的失败所导致的抑郁和弥漫性愤怒的存在。但是对于自恋人格障碍的个体来说，童年早期和最早期类似经验的重新激活必须长期占据分析的中心位置。如果患有严重自恋人格障碍的患者具有不一致或虚弱的自体，这就要求在治愈过程中面对最早期的无力感和愤怒，那么这些早期的经历将在精神分析情境中被激活并解决。此处需要补充的是，这些原始的体验在移情关系中往往是以叠合（telescoping）的方式出现的，一方面是早期的需求以及对需求挫折的早期反应（例如对原始融合的需求、原始形态的愤怒和无力感），另一方面是后续发展阶段出现的类似的需求与挫折反应（例如希望通过完美的共情获得亲密感，以及共情反应不完美时的失望感）。

更正至此，我希望我已经明确无误地厘清了之前提到的那种误解。换句话说，我并不主张"在分析深入到被分析者难以承受的混乱素材出现之前，分析师应该终止治疗"。我也必须澄清在《自体的重建》中导致友善批评的那个观点。很显然，我没有成功阐述我在书中所强调的那个关键看法，即如果儿童早期的自体成功地从严重而致病的自体客体中解脱出来，并尝试通过新发展途径为自己建立一个新模式，但这个第二次尝试在几乎要成功时又一次失败，那么在成年期的精神分析，自体有再次发展的机遇时，自发展开的移情序列终将抵达那个转折点，激活那些需求并停留在那里，这些需求未能在童年期那个有希望建立其自体的第二次尝试时得到回应。我要强调的是，在也只能在对这些个案的分析中，在简短地触碰了早期抑郁和愤怒后，移情将自发地进入下一阶段，

停留在发展的一个较晚期的关键点上。在对这些个案的分析中，我重申
[见我与 X 先生的讨论（Kohut, 1977: 199-219）和 Z 先生的讨论（1979）]
经验教会我尝试引导个案分析古老创伤是错误的。分析中移情关系应该
复苏的，是第二次尝试所抵达的那个转折点，即自体重新要求自体客体
对其进行统整性回应（cohesion-firming responses）的时候。此后的修
通程序将最终对自体疾病有真实的疗效，也就是说他们将建立一个结构
化的完整的自体。最后再补充一点，我对自体的"治愈"抱有信心，我
相信人格结构的完整性永远是心理健康的人格核心的最好的定义。也就
是说，当位于人格中心的精力充沛的连续统一体被建立起来并且创造性
（productive）的生活成为可能时，我们就可以说个体已经痊愈了。

最终建立起来的健康自体与惯常的标准不同。惯常的治愈标准，
在传统弗洛伊德学派看来是对俄狄浦斯冲突的分析和解决，在克莱因
（Klein）看来，是对最为古老的抑郁、怀疑与愤怒的重新体验与最终克服。
无论以自体结构和功能的完整性为基础的心理健康的定义有多么粗糙，
我相信与传统弗洛伊德或克莱因的治愈定义相比，它不仅对普遍意义上
的人类生活具有更大的适用性，而且更适合于当代流行的精神障碍。
传统定义把心理健康与实现早期发展中特定心理任务相等同：如实现后
俄狄浦斯期的生殖性（postoedipal genitality），后偏执、抑郁、客体爱
（post-paranoid-depressive object love）的能力，客体的持久稳定（object
constancy），或其他任何被视为重要的发展成就。我反对这些定义不是
因为他们的完美主义。所有的标准都是理想化的，也不是因为它们设立
了自我满足的预言（self-fulfillment prophecies）。所有价值判断都受限
于此，而是因为我相信它们存在错误。虽然生殖性与明确的客体爱的能

力的获得是许多，或者是绝大多数令人满意的、有意义的生命的要素，但也有许多美好的生命，包括历史记载的最伟大和完满的生命并非依靠异性恋－生殖器的性心理组织（psychosexual organization）而存活，这些生命最主要的情感也没有投注在明确的客体爱上。①

　　总之，我在挑战两种正统观念：一种是宣称所有的治愈都有赖于对俄狄浦斯情结的分析，另一种是规定所有的治愈都有赖于对最早的婴儿期的抑郁和愤怒的分析。再者，我必须在此强调，我对它们的挑战不是因为我排斥治疗中理想化的完美主义，也不是出于对折中的要求。

　　事实上，我并没有忽视在分析实际操作者的治疗目标上有所妥协的必要性。我承认我们会遇到复杂的，但在原则上可分析的个案，虽然不像大家认为的那么频繁。我倾向于站在鼓励的一方，我发现如果我们保持谨慎与耐心，就会得到成功的回报。在这种咨询中，分析师可以与患者正确地决定让沉睡的狗继续沉睡（to let sleeping dogs lie），即使这个决定意味着分析仍不完整，有些为治愈自体必须被重新激活与检视的部分被规避了。但这些话题与本文没有关联，它们与我在《自体的重建》（1977）中对它们的思考也不相关。我的治疗结论并非有赖于便利性，无论这些由老练的治疗师精心挑选的实例是多么值得称道，一种对自体本质的新定义和对它结构性发展的概念化才是我治疗结论的依据。

　　现在，我冒着卖弄学问的风险，从起源－结构（genetic-structurally）所定义的精神障碍三层级——精神病（psychoses）、自恋性人格障碍和古典移情神经官能症——为大家呈现这些自体功能自由度受损的障碍的治疗可能性的概览。

精神障碍的三个层级及其可分析性

精神病

对于精神病，我保留边缘状态这个术语，包括隐蔽的精神病人格组织（防御结构中心空虚，但是外围层发展良好），他们的核心自体在发展早期未成形。②虽然我对这类个案的分析经验十分有限，但我也得出了一个结论，即对这些案例无法通过可用于治疗的（workable）移情来激活自体长期的中心混乱（central chaos），而可用于治疗的移情是接下来从头建立核心自体的工作的前提。为了获得根本治愈，治疗就不能不渗入自体的组织化层次（organized layers）即防御结构中，并允许个体长时间的重新经历一种摆荡：一边是前心理期的混乱（prepsychological chaos），另一边是与古老自体客体的原始融合所带来的安全感。成年人在分析情景中重复体验古老稳态自体客体环境下的恰到好处的挫折（optimal frustration），会像最早的婴儿期一样导致核心自体的诞生。但我无法想象个体会任由保护他一生的自身防御结构的解体，而自愿接纳那些无法言说的与前心理期的混乱状态相伴而生的焦虑。在早期生活中，如果自体客体环境缺少那些能够把儿童的世界系统化并使儿童保有天然的自信的共情性回应，就会导致前心理期的混乱状态。我意识到我或许只是基于自己作为精神分析学家的个人能力限制，才接受精神病和边缘状态的说法。［此处，我是诊断学的相对论者

（diagnostic relativist）：我认为精神病和边缘状态仅仅意味着我们面对的是前心理期的混乱状态，这个状态不能被观察者的共情机制（empathic instruments）所理解。］然而即使如此，我的临床经验告诉我，精神分析对于消融包围着自体持续的空虚中心的防御结构是无效的，即使那些个体经历了中心空虚的痛苦想要寻求精神分析的案例也是如此。或许，我的信念基础，就像我之前所暗示的那样，是一种我不能与我的患者保持可信赖的共情联结的感觉，这种感觉发生于他的移情之旅到达终点时，此时他必须忍受长时间经验前心理期的混乱之苦，并且长期而非暂时地借助分析师的人格结构生存。当然，治疗师无法陪伴他深入到前心理期的混乱中，但是这并不意味着治疗师对他是没有帮助的。虽然治疗无法帮助精神病性的患者建立核心自体，但患者可以把治疗师当作自体客体来建立新的防御结构，尤其是巩固那个一直存在的防御结构。自体客体移情是自发的，换句话说，为了获得治疗师的镜像赞许（mirroring approval），那受到威胁的防御结构被提供给了充当自体客体的治疗师，或者是通过孪生融合（twinship merger）或目标设定的理想化（goal-setting idealization），治疗师的人格被用于加强患者的防御结构。通过治疗师直截了当的教育活动，患者就学会了如何最好地运用他们的防御结构。

自恋性人格和行为障碍

与精神病和边缘状态相比，自恋性人格与行为障碍的核心自体的轮廓已于个体的早期建立起来。然而，自体的结构化仍不完整，因此自体面对自恋伤害（narcissistic injuries）会出现短暂的分裂，变得虚弱或不协调（Kohut & Wolf，1978）。与精神病不同，精神分析对此的确能够提供一个氛围（matrix），通过再次激活那些童年期未被满足的自恋需求（例如，对镜像的需求、与理想融合的需求），自体结构的缺陷，即那些会导致暂时严重的、类似精神病的症状的缺陷，都能被弥补。

结构—冲突神经官能症

对于精神病和自恋性人格障碍，我们可以清楚地阐述它们的本质以及相关治疗方法。然而，对于结构性神经官能症我们就没有这么幸运了。如果我们必须用自体心理学的术语描述对结构性神经官能症的传统看法，那就只能说结构性神经官能症中的核心自体在童年早期已多少牢固地确立了，但是因为它的能量被在童年晚期暴露出的冲突（俄狄浦斯情结）所耗费，自体最终并未意识到它的创新 - 创造性潜力。对这些案例，我们可以说精神分析情景提供了一种环境，在这种环境中童年晚期未解决的冲突在移情中被重新激活，进入意识并被修通，最终自体达成了自身的终极目标。

上述说法因为它的合理性和简洁性而显得十分具有吸引力。然而，进一步审议会发现这种说法留有大量未被回答的问题，不仅包括对结构性神经官能症的治疗取向，也包括结构性神经官能症在精神分析自体心理学的理论框架中的位置。现在我们先转向一个决定性的理论议题。有理论认为常态的俄狄浦斯期是不致病的，或者反过来说，我们在分析古典移情神经官能症时发现的致病的俄狄浦斯情结是一种解体（disintegration）的结果，这种解体源于自体的不完整（noncohesive）

或者至少被削弱（enfeebled）。那么这与上文所说的"结构性神经官能症中的核心自体在童年早期已多少牢固地确立了"是矛盾的吗？（Kohut，1977：246-248）我们必须调和如下两种矛盾的假设：真实俄狄浦斯神经官能症（与虚假移情神经官能症相对，见 Kohut，1978b）中的自体基本上是牢固和完整的，只会因为俄狄浦斯冲突尤其是与俄狄浦斯意象的长期纠葛而变弱；另一种假设认为，真实俄狄浦斯神经官能症中的自体基本上是支离破碎和虚弱的，因为只有未得到俄狄浦斯自体客体支持的支离破碎并虚弱的自体才能对俄狄浦斯期的经验作出带有强烈性欲的和敌意 - 攻击性的反应，这些反应会在针对这些案例的分析中被重新活化，然后被分析工作揭露出来（进入意识）。

　　如果我们说古典意义的真实的移情性神经官能症并不存在，古典的歇斯底里、恐惧症、强迫神经官能症的恐惧核心其实都只是自恋性人格障碍的变形的话，这个说法能解决以上的矛盾吗？我认为不能。我更愿意相信我们只有更确切地区别自体的结构性衰弱与导致这些衰弱的发展性失败，才能回答这个令人困惑的问题。我们需要更确切地区分（a）导致自恋性人格障碍中的驱力问题的自体衰弱（例如在大多数性变态与成瘾中所见的）与（b）导致古典俄狄浦斯神经官能症中的驱力强化和驱力隔绝（intensification and isolation）问题的自体衰弱。其次，我们需要更精确地区分（a）导致自恋型人格障碍的自体客体失败与（b）导致俄狄浦斯神经官能症的自体客体失败两者之间的不同。换句话说，这个区分提供了远多于儿童发展失败的特定心理性欲阶段的东西。我们对这些问题还没有明确的答案，只有熟悉自体心理学的观察者从古典移情性神经官能症的案例分析中获取更多的经验，最终才会给我们正确答案。

此时我只能说我的想法是，古典神经官能症中自体的改变不仅在严重程度上大体小于自恋型人格障碍中的改变，而且它们在性质上也是不同的。这种质的区别是由于两种精神病理在童年期的自体客体共情失败上不同吗？是否如我之前所说的（1977：267-280），疏远的、刺激不足的双亲自体客体，其子女会患自恋型人格障碍，而过于亲密的、刺激过多的双亲自体客体其子女会患古典移情神经官能症吗？如果这个想法能够被证实的话，我们就可以说，在走了80年的弯路后我们又回到了弗洛伊德的原初的诱惑理论（seduction theory）——虽然并非弗洛伊德所抱持的那种形式。此处的诱惑概念与成年自体客体外显的性行为无关——尽管这些行为应该被包含在内——而是与自体客体共情的特定扭曲方式有关。由于未能对儿童的完整的俄狄浦斯自体 [儿童的感情（affection）与自信（assertiveness）] 进行回应，患者的父母只回应儿童俄狄浦斯自体的碎片（儿童的性欲与攻击驱力）。鉴于我已经解释了自己的观点（Kohut，1977，1978b，2：783-792），即在我看来是原发的心理现象（感情和自我确信）在传统的精神分析看来次发的（认为它们源于本能冲动的升华），而在我看来次发的心理现象（放纵的情欲和破坏性）在传统的精神分析看来是原发的（认为它们是未升华的内驱力），对此我无须赘述。下一章我将讨论一个特定议题，即阉割焦虑的作用，虽然传统观点认为这种情绪位于俄狄浦斯神经官能症结构中的中心位置，但我尚未详细讨论过这个问题。

第二章 对阉割焦虑的再思考

表面上看，自体心理学对阉割焦虑的地位及其重要性的评估与传统精神分析的差别是很清晰的：传统精神分析把阉割焦虑看作神经症的原因和动力，而自体心理学认为阉割焦虑是次发的现象，是症状。但是，自体心理学对这个问题的因果 - 动机因素网络的理解是更为复杂的。换言之，以自体心理学理论理解俄狄浦斯神经官能症与阉割焦虑的关系时，如果只说神经官能症不是阉割焦虑所致而是自体的缺陷（一种更为基本的缺陷）所致，这是不够的。为了理解阉割焦虑在神经症中扮演的角色，我们应该不仅在年龄较大的儿童、青少年、成人的生活中分析这种情绪的意义，也要特别地剖析它在较早的儿童期，即第一次经验到或至少是第一次发现这种焦虑的俄狄浦斯期。

当我们审视传统精神分析提出的儿童首次体验到阉割焦虑的发展阶段的起源和起因环境，或者说，阉割焦虑被赋予神经症发生原因的那个阶段，我们能够发现一系列导致自体障碍的事件——通过对自体客体移情的详细审查我们对这些事件的作用已经熟悉。简言之，我们发现自体客体的失败（self object failure）与自体的结构缺陷有因果联系。不考虑先天因素（如儿童个体或多或少都不会丧失与生存相关的，对危险或威胁的带有焦虑的回应能力），自体心理学观察者不但通过关注现象，更是通过关注现象之所以发生的环境（如儿童自体客体环境），认为阉割焦虑不是健康双亲拥有的健康子女在俄狄浦斯阶段具有的特征。

我要补充的是，儿童期的阉割焦虑是症状性的，这并不意味着阉割焦虑在生命的这个阶段是不常见的。但是，即使阉割焦虑是普遍存在的，它的发生频率也不能作为是否正常的判断标准。龋齿是普遍存在的，但它在根本上不能代表牙齿健康。[1]如果撇开定义问题只谈既定事实，我要说，儿童期显著的阉割焦虑出现的频率低于精神分析学家所认为的那样。如果按照弗洛伊德开创的精神分析的传统，为了比较方便，我们把注意力放在小男孩而不是小女孩，会发现由心理健康的双亲抚养长大的男孩在俄狄浦斯期不会经验到严重的阉割焦虑。对自恋性人格障碍患者的一些被用来作为阉割焦虑被重新激活的证据（Kohut，1979）的移情进行详细审查，尤其是对这些病人的后期分析中发生的移情的（Kohut，1978b，1：228-229）审查，支持这个结论。从后面这类证据推断，我说过（1977：245-248）健康双亲养育的健康子女很高兴地进入俄狄浦斯期。他经验到的快乐不仅是因为他自己的发展成果，即为情感与自信心（assertiveness）方面的新发展和扩展（expanding）感到骄傲，也因为这些发展成果使俄狄浦斯期的自体客体产生了共情性的欢乐与骄傲的喜悦之情。[2]因为成果带来的欢乐与骄傲，男孩儿的情感态度（affectionate attitude）不会分解为性欲碎片，他的自信心也不会转变为破坏性的敌意，他也不会极度害怕他的父母。只有父母不能恰当扮演俄狄浦斯自体客体时，孩子才会产生强烈的焦虑。

传统精神分析的信条是，阉割焦虑的最具破坏性的形式（以及在较晚发展阶段中超我的最具破坏性的形式），产生于父母异乎寻常的慈爱的环境；反之，如果父母公开表达不同意见并稳定地运用惩罚，就会使孩子发展出功能良好的内驱力控制系统，从而减少后来生活中的焦虑易感性。虽然这些阐述在某点上有其价值，正确描述了某种养育模式的结果，但对于目前这个问题的阐释是一种误导。我们不能狭义地只关注双亲行为中那些能用慈爱、严格所描述的方面，而要研究俄狄浦斯期构成自体 - 自体客体联系的基础的整个情感环境（emotional ambience）。所以，我们必须遵循如下的信念：在考察父母在孩子发展的特定关键期（而俄狄浦斯期被认为是特别重要的发展时期）所起的作用时，"父母是什么样的人比父母做了什么更重要"。不过的确，父母是什么样的人，例如他们作为孩子的俄狄浦斯期的自体客体如何加强、限制或扭曲自己的人格功能，还是要通过他们做了什么来加以探究。但是在一些，或许大多数案例中恰当与不当双亲自体客体的主要区别不在于诸如公开的性欲或施虐回应等此类明显的共情失败，而在于微妙表达的、不断重复的有害回应。似乎没有必要向分析师解释，行为不能从其表面价值去理解，表面的慈爱可能让孩子感到窒息或者残忍（当愤怒在这种气氛中都不能被容许表达时），或者感到疏远、隔膜、漠不关心。相反的，父母的严格可能被孩子体验为一种有利于发展的提升（development-enhancing）和掌控感增强（mastery-increasing）的经验。因为父母恰当的容忍力与骄傲感，[3] 他们允许孩子在需要未被满足时表现出短暂的愤怒。总而言之，如果我们关注父母行为的形式而非内容，我们就能很好地回答这个决定性的问题，即双亲的行为对于孩子的发展来说是创伤性的还是有益的——这发展既包括情感、性爱、性驱力，也包括自信、攻击性和破坏性的敌意。

如果父母不阻碍孩子的情绪发展，我们就认为他们是近乎完美的吗？当然不是。俄狄浦斯期儿童的情感健康并非依赖于那些从不对下一代产生嫉妒，或是从不（在短暂的自体障碍时）对孩子的情感产生性欲式回应的父母。只要这些有瑕疵的反应只是对恰当的共情情感和自尊的偶尔偏离，它们可被看作恰到好处的失败，就像分析师在治疗中的类似失败，它将导致内化和结构的建立。如果俄狄浦斯期自体客体的失败是长期的，如果它们不是来自父母偶发的情感失衡，而是来自严重的自体病状，那么处于这一阶段的儿童将确实经历过分的焦虑。

这种病理性焦虑以两种方式呈现：原发的和次发的俄狄浦斯焦虑。我认为俄狄浦斯期的原发焦虑是更基本的类型，它发生于儿童对来自双亲的缺陷性共情的回应，即对无法承载儿童的自体客体源泉的瑕疵的回应。次发焦虑虽然是派生的，但通常表现得更明显，这是在儿童的富有情感的、自信的健康俄狄浦斯自体解体之后，取而代之的碎片化自体，它以色欲的、破坏性的想象和冲动为特点。

让我们把注意力放在俄狄浦斯期的原发焦虑上。概言之，原发焦虑是我近些年提出的基本焦虑（Kohut，1977：104-105）中特定而具体的一种，称作"解体焦虑"（disintegation anxiety）。它是人类经验的最为深层的焦虑，[4]它不等同于弗洛伊德所描述的任何一种焦虑形式（1926，1953，20：87-157），特别是在自体心理学假定的解体焦虑经验的基本内容方面。[5]虽然本质上解体焦虑与通常所称的对死亡的恐惧不同，但是个体经验到的强烈的死亡恐惧与解体焦虑并非全无关系。解体焦虑所指向的并非是身体的消失而是人性的失落，即心理死亡。显然，尝试描述解体焦虑是在企图描述一种无法描述的事物。但因为它是一种深刻的人类经验，我们也无须精确的语词定义，而是需要唤起这种经验的感受。首先，我将列举两个临床案例。通过以两个案例的梦境为中心的审查，能帮助我们明白解体焦虑的实质。

第一个梦我以前详细描述过（Kohut，1979：19-20），内容是 Z 先生梦到自己从背后看到母亲。[6]概言之，本梦发生的那个时期，Z 先生在精神分析治疗中体会到一种焦虑，这个焦虑与他对某个自体客体的放弃有关。更精确地说，与放弃母亲自体客体功能有关——母亲自身出于对自体客体的需求一直阻止 Z 先生把自己的人格与她的分离开。由于接受这种奴役，他直到这时仍存有一个期望：他走向独立的男性气概的尝试最终会获得母亲的认可并得到赞许的微笑——这种微笑将会巩固他的自体。通过拒绝奴役——当他接受父性分析师（father-analyst）的咨询时——Z 先生放弃了这个希望，最后一次面对他永远无法得到母亲的微笑这一可怕的恐惧。母亲已变成没有面目之人。

第二个案例中的 U 先生也处于分析治疗的相似阶段。[7]大概在分析结束之前一年，因为治疗特定时机的情绪性意义，使得这个时间点值得一提。患者此时所经验到的——我只有在回顾的时候才确定我对那个时刻的意义的阐述，因为当时我还未能完全掌握它——只是一个模糊的事实，即他必须放弃从分析师那里获得的情绪支持，他不再是一个年轻人了，他必须独自依靠自己的努力去发掘自体客体的支持来面对生活。在儿童期，他从母亲—祖母这对靠不住的自体客体支持转向一个迷恋物（fetish），这个迷恋物一生支持着他，提供他可信赖的快乐之源和一点点安慰。只有在接受我的分析后，他才开始舍弃迷恋物认真思考人生，可是他只有在获得典型父性分析师的支持时才能忍受这种思考。[8]但此时他必须接受一个事实：这种特别的自体客体支持是暂时的。此刻，在分析中首次，他开始潜意识地思考他不能够永远拥有我的自体客体支持，在我不出现的时候，他的来自理想父亲意象的支持不得不依靠自己去维持，由此焦虑梦境发生了。

在梦里，患者发现自己出现在一个墙壁不光滑的冰隧道里。一支支巨大的冰柱从墙壁上冒出，上至壁顶或下探地面（根据他的想象：像是他经常游览的当地著名博物馆的那个可容游客进入的巨大的人类心脏模型）。当他走入这个冰冷的心脏时，他感到极度恐惧，预感到自己正暴露在一些极度的、无法名状的危险中。他试图寻求一个神秘莫测之人的帮助，但失败了。突然，他被推向墙壁的裂缝中，发现自己又处于炫目的靓丽风景中。虽然看上去这风景的所有细节与普通的城市风光相仿，有许多人以及各种忙碌的活动，但它仍然显得不真实，那些人难以接近。用患者的话说，那是一个"不锈钢的世界"。而在先前那个冰冷心脏的世界中，他至少仍能寻求帮助，现在即使是提出恳求都有困难。完全无法与工人或路人靠近，这并非因为他们冷漠，而是这个世界本来就这样。任何交流都是无法想象的，患者被永远困在里面无法逃离。当他意识到他陷在一个科幻世界中无法返回时，他醒了。他完全清醒后，之前在梦中一直经验到的强烈的焦虑持续了几分钟。

现在我们清楚了，Z 先生和 U 先生的可怕经历与自体客体的丧失有关，没有了自体客体，自体会因为无法继续存在而瓦解，或是被完全改变（我们可以说，变得不再是人类的自体），改变后的状态等同于瓦解。我们所经验到的这种恐惧，无论是 U 先生梦到的不锈钢世界中那种对所有存在和潜在的自体客体回应的永久性缺失的体验，还是 Z 先生梦境中那种在我们寻找到替代品之前维持我们自体生存的唯一古老自体客体的不可复原的缺失的体验，两者都没有区别。在两个例子中他们所害怕的是，由于心理氧气（psychological oxygen）的缺失造成的对人性自体的摧毁，没有共情性自体客体的回应，我们无法在心理上存活。对失去爱的恐惧（fear of loss of love）不是此处的问题。如同我在别处解释过的（Kohut，1980：482-488），即使恨，只要能确立受害者的人性存在，也具有支持作用。然而，导致人类自体毁灭的是暴露于冷淡、非人性的默然和不提供共情回应的世界。正是在这个意义上，也只有在这个意义上，我们可以说解体焦虑较近似于人们所说的对死亡的恐惧，而非弗洛伊德指称的对爱的丧失的恐惧。然而我们害怕的不是身体的消失，而是非人性环境（例如无机环境）占据支配地位，在这种环境中人性终将消亡。我确信，无论多么悲伤，人类的死亡可以是也应该是一种近乎圆满的分离——它应该没有混合着明显的解体焦虑。然而必须强调的是，为了使将死之人维持一定程度的整合的、坚固的且和谐的自体，在他的意识停留在世界的最后一刻，一定不能从他的周围撤走自体客体。

不仅对失去爱或死亡的恐惧，对失去与现实世界的联系或是对精神病的恐惧也可以与解体焦虑相比较。就像"对失去爱的恐惧"和"对死亡的恐惧"的关系，它们也有一定的概念上的重叠。但是"失去联系"（loss of contact）的概念有多层意义，其中一些与解体焦虑的经验显然无关。即使"失去联系"传达同类意义时，其传统用法让我们无法知道"解体焦虑"意图在我们心中唤起的重要主题，即，它是一种特别的丧失，是维持自体的整合性的共情性自体客体回应的丧失，而非一般地与现实联系的丧失。

毕竟，睡眠虽然会与大量现实层面脱节，但它并不会让人恐惧，相反，对大部分人来说，它是一种愉快的经验。确实，我相信对失眠的精神病理学审查——一般而言，其接近经验的本质是对入睡的恐惧——不仅能帮我们理解失眠的某些类型，也能了解垂死（dying）的精神病理学。失眠通常指受折磨的个体试图由清醒突然入睡，以完全避免逐渐入睡的心理过渡阶段或是试图借助药物的帮助或把自己置于极度疲劳的状态从而缩短过渡期。婴儿和儿童仍保有原初的不带焦虑的入睡能力，因为他们在离开现实进入睡眠时，其带有共情回应的自体客体的存在从不或很少被剥夺。类似地，如前所述，个体面对死亡时保持整合自体的条件之一是带有共情回应的自体客体的存在，这存在是实际的，或者至少是生动的想象。

按照这个观点，治愈此种睡眠障碍的关键在于让患者（重新）相信在他入睡时自体客体的支持不会离他而去，在他睡觉时会持续存在，醒来后依然存在。例如，奥托·冯·俾斯麦（Otto Von Bismarck）长期严重的失眠被施文宁格（Schweninger）医生治愈。施文宁格医生因为他非正统的方法而被他那个时代的德国医学界看作庸医。直观掌握了俾斯麦睡眠障碍本质的施文宁格预见了精神分析自体心理学的某些根本观点。他在某个深夜来到俾斯麦家中，坐在俾斯麦床边直到他睡着。在俾斯麦第二天醒来时，施文宁格仍然在他床边，欢迎他进入新的一天。我相信，很难找到一个更加让人震惊的临床案例来说明借助移情，患者对带有共情回应的自体客体的需要的满足是如何恢复他入睡的能力的。（为了更精确，我必须说，在有回应的自体客体的帮助下，患者重建了他们天生的睡眠能力。）

我不由得想从我们现在关注的主题上偏离一刻，提一下我们从施文宁格对俾斯麦的治愈结果中得到的另外两个经验。第一个是施文宁格作为俾斯麦的具有抚慰作用的理想化自体客体，其对俾斯麦需求的回应有心理治疗作用，但这并非精神分析心理治疗，除非移情关系得到解释并依靠分析得以修通（见本书第七章）。实际上，在俾斯麦床边待了一夜后，施文宁格成了俾斯麦不可或缺的随从之一，事实上是家庭成员之一。换句话说，他继续担任俾斯麦的自体客体，而非促成新的或被重新强化的精神结构，这种结构使俾斯麦能够借助他自己提供的自体客体的帮助来安慰自己入睡。

口欲（oral cravings）的重要性是我们从俾斯麦对施文宁格建立的治疗性自体客体移情那儿学到的第二个经验。口欲不受接受精神分析的睡眠障碍患者的控制。很显然，在这些例子中，由自体客体的失败引发的创伤大小导致自体（或自体某些部分）解体时，口欲的优势就显现了出来，简言之，就像前面讨论的睡眠障碍的例子一样，这些欲望开始了对其目的的独立追求，它们扮演了"驱力"的角色。以任何标准来看，俾斯麦在与施文宁格建立治疗关系之前，都可以称得上是胖的。在关系建立后，他的体重逐渐减轻，这表示当施文宁格以支持性自体客体回应了俾斯麦对共情性自体客体的需求后，他基本上无效的以食物（和吃东西的行为）替代自体客体（和它提供的转变内化作用）的尝试就被抛弃了。[9]

现在，让我们转到，或者说回到对精神病恐惧的再思考。这种恐惧在分析中经常遇到，即使是在那些未遭受严重、持久的心理解体的患者中，恐惧也经常出现。当然，焦虑性经验，例如 U 先生梦到不锈钢世界，被认为是对精神病恐惧的表达。但是很多在过去并未遭受精神疾病的人，或没有精神病双亲或是亲属的人，也有害怕变成精神病的感受。在所有分析情境中，病人对这种恐惧的联想总会导致害怕失去共情性自体客体，以及由此带来的害怕失去人性自我。[10]

联系上述思考，或许最和蔼的读者也会批评我只是关注心理生活的贴近经验的层面而没有穿透下去，指责我的叙述只有丰富性和启发性而没有科学的简洁性和解释性。然而，我相信我有很好的理由回应这种批评。我上述思考的目的在于强调一种发展上和临床上的具体情境。简言之，我想要表明的是，阉割焦虑接近心理表层，因而容易被识别，但另有一种更深层的焦虑隐藏在阉割焦虑嘈杂表象的后面，不容易被认出来。也就是说，尽管在传统上俄狄浦斯期被认为在心理障碍的发病机制中起到关键作用，但在特定发展期产生的阉割焦虑之后还藏着一个更普遍的、对自体解体的恐惧。后者存在于性心理发展的所有阶段，与阉割焦虑相比，它在精神障碍的发病机制中起到了更为重要的作用。

从另一个角度说，我这里其实是在继续讨论数年前我在一篇有关女性性欲的简短文章中首次处理过的问题（Kohut，1978b，2：783-792）。在那里，我提出，女孩儿对女性特质的拒绝，她被阉割和自卑的感觉和她对阴茎的强烈渴望，不是因为男性性器官在心理生理上比女性性器官更有吸引力，[11]而是因为当她没有理想化的母亲意象能够应用，或是在理应建立一个值得骄傲的女性自体的童年期，没有另我（alter ego）支持过她，致使这个小女孩儿的自体客体未能以恰当的镜映（mirroring）回应她。此外，我认为小男孩在看到女性生殖器时表现出的恐怖不是这种经验的最深层，在这种恐惧之后，还遮盖有更深层的、更可怕的经验——对无脸母亲（faceless mother）的经验，即对那种在看到孩子时脸不会焕发神采的母亲的经验（Kohut，1979：19-20）。再次强调，这是一种缺乏回应性的自体客体情境的体验，没有这种情境，人类的生活难以支撑。

在前述有关解体焦虑的思考——特别是它与死亡恐惧的关系以及与精神病恐惧的关系——以及我对女性性欲的评论的基础上，现在让我们回到俄狄浦斯期的焦虑以及我对阉割焦虑的重新评估上。首先我要强调，我再次发表的发展性理论并非凭空想象。[12]虽然我近些年的实践没有给我大量机会去研究可被恰当称之为"俄狄浦斯神经官能症"的案例，但我偶尔仍会治疗（以及督导分析）一些虽不纯粹但仍可被归类为移情性神经官能症（依照弗洛伊德的经典观点）或是俄狄浦斯神经官能症的患者。

因此，现在我要发表的理论是以临床为基础的。特别的，它来自于对以一定顺序发生的诸种移情的观察以及其他在临床环境中或多或少得以暴露的经验内容。我只有一个理论假设，它像所有的原则一样，需要得到明智的应用：精神分析的过程常常由表及里，因此，分析中的移情序列（transference sequence）通常以相反的顺序重复其发展过程。

对于我们重新评估阉割焦虑和俄狄浦斯经验的基本意义和重要性来说，至关重要的移情序列是什么？简言之，在适合的分析环境中，我们能够观察到移情的三阶段序列，或者更确切地说是三个以或轻或重的阻抗作为先导的阶段（见第七章）。概要地说，我们有（1）一般意义上的严重阻抗的阶段；（2）传统意义上的俄狄浦斯经验（oedipal experiences）阶段，它以严重的阉割焦虑为主导——我们称之为俄狄浦斯情结，俄狄浦斯情结这个历史名词曾被滥用，但为了清楚区分移情序列的这个阶段和第六阶段，我愿意沿用这个历史名词；（3）极其严重阻抗的阶段（Kohut，1979：12-20）；（4）解体焦虑的阶段（Kohut，1979：19-20）；（5）一般轻度焦虑与欢乐的预期交替出现的阶段；以及最终（6）这个阶段我保留俄狄浦斯阶段（oedipal stage）这个术语，[13]以表明其作为健康的、愉快的发展阶段的意义，这个阶段的自体开始成为性别分化的坚定自体，并指向满意的、创新性 - 创造性的未来（比较Kohut，1977：228-229，235-236）。

通常来讲，重新发现导致儿童俄狄浦斯情结的童年事件的暂时性序列并不难，即发现致病的和潜在致病的经验并不难。我将以上文的假设为基础来进行分析，即分析中发生的移情序列以相反的顺序告诉我们儿童期的故事，并进行接下来的重构。我们会得到这样的结论：儿童应该愉快地进入到俄狄浦斯期，也就是说，在整体上带有振奋的感觉，这种感觉伴随着成熟与发展的进行。此时儿童对一套崭新的经验作出反应，无论这些经验多么朦胧，在情感和自信方面发生重大的转化和强化。我们从前面的重构（上文提到的移情序列的第六阶段的发生）中可以进一步得出结论，儿童的自体在整体上形成对恰到好处的挫折的自体客体（optimally frustrating selfobjects）的回应，自体未暴露于对其需要的创伤性的破坏性拒绝，无论这个需要是镜像自体客体确认自体的活力与自信，是借助理想化意象获得安抚与提升，还是被承载性的另我的默默抱持。至少我们可以从移情序列的第六阶段的出现得出结论：无论多么短暂，儿童一定是带着一种期待进入俄狄浦斯期，希望自体客体将会像前面的发展阶段一样继续对其提供支持性回应。虽然一个案例可能与另一个极其相似，但是来到分析最终阶段的被分析者的特别经验（特别的，他指向分析师的成熟的情感，以及与分析师的成熟的竞争 - 自立关系）无疑是他俄狄浦斯期健康的方面，这是俄狄浦斯自体客体用创伤性的回应摧毁他正试着建立的强壮、完整与和谐的俄狄浦斯自我（oedipal self）之前所想要展现的。

既然早先我曾撰文指出，特定的双亲精神病理会导致正常的俄狄浦斯阶段被病态的、我现在称之为俄狄浦斯情结（Kohut，1977：223-248，269-273）的病理所取代，或者至少对这种有害的变化有决定性的贡献，我会在本书后面讨论自体心理学精神分析治疗时探讨特殊的双亲精神病理，[14]并且，最后但并非最不重要的是，既然我们此处的知识欠缺只能凭着广泛的、以自体心理学为指导的对患者的结构性神经官能症进行分析的分析师所报告的临床个案加以完善，在此我不打算开展细节性的重构——这可以通过对移情和移情阻抗系列的其他阶段的检视而外推出来。以下的重述足够了：如果儿童的情感与自信没有引发父母骄傲的镜映回应（和其他各种共情性的肯定回应），反而引发了父母（潜意识的）刺激和（前意识的）带有敌意的竞争，那么有力的、整合的、和谐的俄狄浦斯儿童期自体——正常的俄狄浦斯自体一定是独立的情感及自信的能动性的中心——将变成碎片，变得虚弱且不和谐。这些有瑕疵的双亲回应或许表现为公开的和直接的行为。它们或是以口头的形式（虽然很少）表达，或是通过一些禁止的 - 拒绝的（prohibiting-rejecting）回应来间接表达（这是围绕着俄狄浦斯期儿童的自体客体成人环境的病态最常使用的表达方式），或是以撤离的方式表达。无论如何，不管双亲的病态是被直接还是间接表达出来，儿童的自体已经变得破裂、虚弱且不和谐了，他的正常的非性欲情感和非敌意的、非破坏性的自信变成充满性欲和敌意。健康俄狄浦斯自体破碎后产生色欲的、破坏性的目的，这可以被看作儿童重整自体碎片的尝试（Kohut，1980：521-527），最终的结果就是致病的俄狄浦斯情结成为病态发展的核心，以我们传统所称的俄狄浦斯神经官能症、古典移情神经官能症或是结构性神经官能症达到发展的高潮。

让我们把这些观点转化为实际术语，然后转向我们的起点，即发生在俄狄浦斯期的两种恐惧的区别，我们或许可以说女孩儿原发的俄狄浦斯恐惧来自于非共情的带有性欲诱惑的父性自体客体而非来自情感接受（affection-accepting）的父性自体客体，或者是来自竞争-敌对的母性自体客体而非怀有骄傲愉快的母性自体客体。相反的，男孩儿原发的俄狄浦斯恐惧来自于非共情的带有性欲诱惑的母性自体客体而非来自情感接受的母性自体客体，或者来自竞争-敌对的父性自体客体而非带着骄傲愉快的父性自体客体。次发的恐惧继发于儿童把注意力从对维持生存的双亲自体客体源泉（matrix）的深层关注转移到对心理社会张力——不论儿童的恐惧如何被幻想所渲染——的关注之后。这些张力发生在情感与自信的态度解体之后，此时儿童经验到病态的性欲驱力和破坏性敌意，它们与自体的碎裂和虚弱同时出现。在俄狄浦斯期因为双亲未能对孩子给予成功的回应，儿童自体的缺陷就紧接着出现了。由于一个既能够感受到情感的健康愉悦以及与某阶段要求相符合的性欲的功能，又能够在追求目标时表现出自信坚定的牢固地整合了的自体未能进一步发展出来，我们发现他们在整个生命过程中持续地经验着爱的碎片（性幻想）而非爱本身，持续经验自信的碎片（敌对幻想）而非自信本身，并对这些经验——他们总是包含着童年期不健康的自体客体经验的复活——产生焦虑反应。

我是否把个体后来的精神病理与性格缺陷都归咎于他的父母呢？我是否在替患者开脱，或者说，我是否被那些不想对他们的症状、行为和态度承担责任却一味花时间指责他人，尤其是父母的患者蒙蔽了呢？不，我认为我并没有犯这些错误，尽管我习惯以尊重的态度长时间地倾听个案的讲述而不驳斥他们，但我并没有陷入患者对他们父母的指责之中。首先也是最重要的一点：自体心理学取向的精神分析学家不会指责任何人，不论是患者还是他们的父母。分析家们辨认因果关系，向个案表明他的感受和反应可以用早期的生活经验加以解释，但终究他指出，是患者父母成长的环境使他们成为他们那样的人，所以不应被指责。因此，自体心理学取向的精神分析学家抱有人性所有的温暖，但仍然是一位科学客观的观察者。在分析的适当阶段，通常是后期，他会向患者强调（如果患者确实没能自己得出这个结论），当俄狄浦斯自体开始崩溃，而欲望和破坏开始出现时，他的知觉会因为俄狄浦斯自体的碎片而开始受损。因此，就像父母没有看到孩子的完整个体而只看到他的"驱力"，因而不能全盘经验到他一样，患者也无法看到父母的人性和整体。结果当父母确实给孩子以温暖并且尝试给孩子共情性的双亲回应时，他或许经验到的是诱惑或敌意－竞争。

为完整起见，我在这儿要补充一些考虑。这些考虑在精神分析情境中是很重要的，因为它们影响分析师回应移情的方式以及解析患者童年期父母记忆的方式。接着前面的说法，分析师会鼓励患者完全展示他们的不足，并尤其会向那些感到在分析中没有被共情理解的患者承认他自己不可避免的缺点。如我之前所说（Kohut，1977：88），虽然不是全部患者都如此，某些患者要求这个只是被理解的阶段持续时间长一些，而解析的阶段必须等到很久以后才开始。然而，即使是对这些患者来说，事情也终会重现曙光。换句话说，患者独自或在分析师的帮助下会发现他也扭曲了现实——当他的父母总是被他认为带有敌意或是性欲诱惑，而且他对现在的周围的重要人物（特别是分析师）也有同样感受时。他会意识到有时是自己误解了自体客体的缺点，甚至是自己因创伤而变得强烈的某些需求激发了自体客体的这些缺点。因为对于每一位有经验的分析师来说，所有这些思考都是一目了然的，并且每天的临床实践都会证实它们，在此我就不再赘述了。

然而，在我们对俄狄浦斯情结及其最为显著的经验内容，阉割焦虑（及其变种）的反思接近尾声时，仍有两个问题——或者说同一问题的两个变种——是我们必须要面对的：（1）俄狄浦斯情结和阉割焦虑发生的频率是什么？（2）俄狄浦斯情结和阉割焦虑是普遍的吗？如果俄狄浦斯情结和阉割焦虑是普遍的，那么上述的思考是否就只是文字游戏而已，不值得临床工作者和理论家重视？

虽然我不能对这两个问题提供完美的答案，但是我也不难回答这两个问题。首先我要再次强调，发生率高——甚至是普遍——不代表正常，更不要说健康了。记住这一点，我们接下来就能将注意力放在这两个问题上了。俄狄浦斯情结频繁发生吗？它是普遍的吗？很奇怪的是——且乍看之下前后矛盾的是——我倾向于对第一个问题作出这样的回答："并不如过去想象中的那么常常发生"或者"现在不像一百年前那样常发生。"与此同时，我倾向于认定它是普遍存在的。表面上这两个答案互相矛盾，但只要我们考虑到我所说的发生频率低针对的是后来在成年人身上构成严重显著精神病理的中心的全面爆发的情结，而我所说的普遍是指俄狄浦斯情结的痕迹在人类身上确实是明显的，那么这个看上去的矛盾就完全解决了。

对第二个问题的部分回答，我认为是更具有重要性的。如果每个人身上都会发现俄狄浦斯情结的痕迹会不会让人很惊讶？我认为不会。俄狄浦斯自体客体是不完美的，就像他们在俄狄浦斯期之前就是不完美的一样。而且我们的自体客体将在我们的一生中都不完美，包括我们临死时他们对我们的回应。但是我确定，面对如此有限的失败是我们生命本质的一部分，因为事实上我们有能力应付维持我们人性的源泉的有限缺点。确实，我们有能力以人类最具价值的资本来应付这些缺点，这资本就是通过转变内化（transmuting internalizations）作用和创造性改变来回应恰到好处的挫折的能力。[15]

但即使我确定俄狄浦斯情结和阉割焦虑的非致病痕迹可以在每个人身上发现，就像其他症候群（如轻微和／或短暂的成瘾，性倒错或犯罪行为）的非致病性痕迹可以在每个人身上发现一样，我仍然坚持认为，即使它们是普遍的，无论俄狄浦斯情结还是由自体的崩溃而引发的其他病态经验及行为，都不应该被标记为"常态"。我不妨用类比及反向的方式来说明我的观点：解剖学或生理学教科书所描述的正常无法在任何活着的人身上找到。虽然它们提到的标准只是与现实的类似，但我们仍然把它们给的基准看作"标准"。没有一个人是完全没有成瘾特征的，性欲完全没有倒错的，或是永远清正廉明不违法。同样的，也没有一个人是没有俄狄浦斯欲望、敌意、罪恶与恐惧的。然而，虽然这些痕迹是普遍的，但这些由驱力主导的行为与经验模式中没有一个应该被标记为正常。

前面以精神分析自体心理学的观点对俄狄浦斯期某些部分的意义所作的审查，并非只有理论意义，同时也对治疗的进行有重要影响。[16] 在神经官能症中，传统上认为起源学上原发的并且在结构上居于中心位置的议题（俄狄浦斯情境的内容，儿童的冲突），现在我们虽然不否认它们的重要性，但已经被认为是次发的和外围的问题了；另一方面，传统上认为是次发的和外围的议题（焦虑扩散的倾向、患者通过各种方式保护自己避免焦虑的行动）现在被认为是原发的和中心的了。为了阐明我的意思，让我们审视一下恐惧综合征，特别是所谓的广场恐惧症（ago raphobia）。

对广场恐惧症的重新审视

在传统精神分析看来——这种观点对分析氛围和分析师的策略有决定性的影响——（女性）患者在街上因无人陪伴而引发的焦虑是次发的，是某种潜在（潜意识）的原发性困扰的公开（有意识）表现。也就是说，患者瘫痪式的恐惧是对朝向父亲的俄狄浦斯性欲的激活的反应，这种欲望置换到她在街上遇到的男性身上。仍以传统观点来看，患者的恐惧只是一种症状，当患者由女性，特别是年纪较长的女性陪伴时体验到的焦虑的缓解只是一种防御性策略。它可被理解为母亲在场的一种模拟，这使得俄狄浦斯欲望的实现变得不可能，让幻想短路，并且阻止了焦虑的爆发。根据弗洛伊德的早期理论，我们可以简洁地表述为：恐惧是潜在的焦虑歇斯底里症（anxiety hysteria）的一种症状，在歇斯底里症中，焦虑是由力比多转化而来的。根据从弗洛伊德早期理论转化成的自我心理学观点来说，恐惧是面对乱伦的俄狄浦斯欲望激活时，自我以恐慌和退行的幼稚加以反应。

在简述自体心理学对广场恐惧症的评估之前，我想先回复一个可能现在很多人都想提的一个问题。人们或许会问，为什么我要选广场恐惧症做古典精神病理的样本，做俄狄浦斯病理或结构性神经官能症的原型？毕竟，广场恐惧症在很长一段时间里被认为与前俄狄浦斯病理显著相通，因此，不应被当作俄狄浦斯病理的原型范例。

关于广场恐惧症本身，我完全承认上述论点的正确性，但我更倾向于将同样的推论推广到所谓的俄狄浦斯病理的所有其他形态上。换句话说，即使以自我心理学的观点来看，我们不会再遇到纯粹的俄狄浦斯神经官能症，或至少，它们必定被认为是极其少见的。但我现在所做的努力不应被理解为试图表明纯粹的俄狄浦斯病理实际上并不存在，这种尝试确实是画蛇添足。以众所周知的广场恐惧症为例，我想要说明的是自体心理学在评估临床现象的重要性时所采取的不同观点。因此我必须坚持，无论传统上前生殖器的元素在临床现象的层次上多么显著，在本质上这些元素被视为退行性逃避的结果，次发于原发的俄狄浦斯冲突，这种冲突在任何成功且完整的分析中最终都必须融合（merge）且被面质。费尼谢尔（Fenichel）论述焦虑歇斯底里的精彩文章（Fenichel，1945：193-215）仍然是从自我心理学的观点描述这些情结的无与伦比的文本，整篇文章至今让人印象深刻。我向任何想要了解传统观点全貌的人强烈推荐这篇文章。

再者，我要补充的是，我可以很容易地选择任何其他的古典症候群做比较，例如动物恐惧症。[17]我选择广场恐惧症主要是由一些历史原因决定的，即广场恐惧症在弗洛伊德的著作中扮演了经典原型的角色，它对很多代的精神分析教师和学生扮演了相同的角色。但是现在让我们回到我们自己设定的任务上。

自体心理学是如何看待广场恐惧症的现象的？这个问题的答案既重要又简单。如我之前所述：传统精神分析认为这些现象是次发的、外围的，自体心理学却认为是原发的、中心的。这是因为自体心理学认为患者自体在结构和功能上的障碍是原发的障碍，并且将注意力放在这些障碍上，然而传统精神分析认为冲突的内容才是原发的障碍，并专注于此。回到我们的例子，我们相信广场恐惧症女性的真正的疾病不应被界定为希望与父亲建立乱伦关系这种潜意识愿望，以及她对这种关系的潜意识冲突，应该被界定为这样的一个事实，即她遭受自体结构性缺陷之苦。

关于俄狄浦斯自体客体在致病的俄狄浦斯情结上所扮演的因果角色，我们已经探讨得足够多了。我这里只想简短地重复一下：处于俄狄浦斯期的小女孩与此阶段相符合的（phase-appropriate）情感和自信的行为未能引发她的俄狄浦斯自体客体的深情的自豪，相反的，他们（潜意识地）感到了激惹和竞争，并通过谴责或情感撤离来展现他们的禁止态度，这种态度引发了她的罪恶感。结果，儿童期未得到支持的俄狄浦斯自体开始碎裂，孤立的驱力经验和与这些经验有关的冲突替代了与此阶段相符合的、深情且自信的完整自体所拥有的原发的愉悦经验。我相信，这些情况普遍存在于以俄狄浦斯情结为基础产生的后续病理的所有例子中。不过，接下来我要针对广场恐惧症谈谈它的特征。[18]

　　虽然自体的解体可以解释患有广场恐惧症的女性在童年期对父亲亲密态度的瓦解（致病的性幻想替代了之前的令人愉快的温暖），以及焦虑的蔓延和瘫痪性惊恐的发展趋势。事实上，错误回应的父性自体客体可以解释自体结构性疾患的第一部分（即俄狄浦斯情结的优势），而错误回应的母性自体客体可以解释疾患的第二部分［即患者被惊恐淹没而不能控制她的焦虑，无法把焦虑仅仅当作一个信号（Freud，1926，1953，20：87-157）］。换句话说，母亲显然不能为小女孩儿提供一个平静的自体客体环境，通过恰到好处的挫折，这个平静的环境可以转变为能够防止焦虑蔓延的自体安抚结构。正是这种结构缺陷，即安抚结构的缺陷——自体理想化一极的安慰性功能的缺失——使患者极有必要找到同伴（一名母性的可以暂时代替缺失的结构和功能的女性）陪同来防止焦虑的爆发。换句话说，俄狄浦斯阶段的非共情性的自体客体环境既引发了小女孩儿最初情感态度向性欲驱力的有害转变，也不能为小女孩儿赋予自信，让她在冲突与紧张的情形下保持镇静的自体结构的逐步内化提供必要的条件。[19]

　　总结一下：自体心理学认为俄狄浦斯自体客体环境的挫折是广场恐惧症最主要的病因。它认为致病的俄狄浦斯幻想是有缺陷的自体客体回应的症状性后果。最终，它相信在成年人症状中，对于女性陪伴者的成瘾性需求不应被视为一种防御措施，它是一种原发障碍的表现，即潜意识的俄狄浦斯幻想与意识层面的需要女性陪伴都是这种结构缺陷的症状。对父亲的性欲能够被排除在意识之外（"被压抑"），而依赖自体客体母亲来抑制焦虑是有意识的活动这一事实并不意味着前者是患者心理疾病的动力性来源（原因）或者后者起因于前者。换句话说，对父亲的性欲虽然是潜意识的，但它并不比对自体客体母亲的需求"更深一层"。[20] 就我们目前所知，这种障碍（disturbance）的动力学上的最初发动者（原因）和疾病的"最深层"，是有缺陷的自体 - 自体客体关系，这种关系把俄狄浦斯阶段的积极经验，即亲密情感和自信感觉转变为潜在的致病性的俄狄浦斯情结。然而，较之患有广场恐惧症的女性持续暴露于俄狄浦斯情结的潜意识乱伦欲望更为重要的，是一种随理想化母性自体客体失败而来的结构性缺陷，这种理想化的母性自体客体可以提供给孩子一种无所不能的冷静，通过转变内化作用这种冷静可以变成自我安抚，抑制焦虑的精神结构。

这种焦虑抑制结构的缺乏是特定而局限的还是普遍而弥漫的呢？换句话说，自体客体环境是否在生命早期给儿童提供了与镇定而理想的父母意象相融合的充分机会，只是在面对包围着俄狄浦斯阶段新经验的特殊焦虑才遭到失败？再看这种疾病的明显表现，广场恐惧症的焦虑，是否只是局限于致病性的乱伦和竞争性 - 破坏性的驱力碎片，还是更为广泛呢？是否存在一种更为普遍的倾向，在面对各种本应只引起有限恐惧的内部外部的环境时——即在健全发展提供的充分精神结构中，这些环境会引发焦虑的信号和恰当的次发行动——都会有恐惧的反应呢？

这些问题必须经由临床经验而非推测来回答。临床上我们知道有各种各样的恐惧症，这些恐惧症发生在一定的范围内，在其一端——这些例子现在很少见，或许在过去更常发生——恐惧仅限于俄狄浦斯情结的激活，而在另一端——显然现在这种情况占了绝大多数——广场恐惧症只是广泛而非特定的焦虑倾向的诸多表现之一，这种焦虑的严重程度可以达到恐慌状态，做出混乱的行为，或让所有的能动性瘫痪。在前一个例子中，早期自体客体对"前俄狄浦斯期"儿童焦虑的回应一定是充分的；在后面的例子中，自体客体的回应必然是持续的错误，从生命的早期就开始了。然而，为完整起见，我们必须补充的是，即使在焦虑倾向较弥漫的例子中，我们能够发现，在较早的自体客体失败开始占据分析的中心位置之前，当移情尚集中在无意识的俄狄浦斯冲突时，分析揭示了这样的证据：当儿童来到俄狄浦斯期时其自体客体有害回应的程度达到最高。

有关这些恐惧症的理想化自体客体的致病缺陷的最具普遍性的陈述如下：由于儿童的自体需要与双亲形象的能量与镇静融合，但双亲的形象有她自身自体的缺陷——我称之为"她自己"是因为在广场恐惧症的女性案例中指的是母亲，但是在其他类别的精神疾患中，不论是俄狄浦斯期还是前俄狄浦斯期，指的都是父亲——她经历孩子发展的过程（她在情感上远离了她），这威胁了她的统整。因此她不能够以镜映的骄傲或是孩子需要的其他恰当的反应作出回应，来维持孩子的自尊并确保她的自体整合。此外，这些双亲的失败发生在孩子的自体向前迈进的关键时刻，此时孩子的自体还没建稳，因此特别脆弱。

或许有人会问，虽然我从所有可能的方面论述了恐惧症的问题，我是否忽略了那个弗洛伊德认为的潜在的比童年期经验更为重要的因素，即生理因素，用弗洛伊德早期的术语说是驱力（drive）的力量，用他晚期的术语说是自体先天性遗传的可能的弱点？恐惧症是否或多或少的也是由于某些儿童的婴儿性欲需求从一开始就特别的强烈，而且／或者是由于自体的防御性或升华的能量从一开始就特别的弱？是否我们会像弗洛伊德那样，最终不得不认为一种不良的生理因素应该为俄狄浦斯恐惧症和导致过度焦虑的弥漫性倾向负责？

这里不是解释我对所谓的心理生理态度的立场的地方。就像我从1959 年以来反复声明的操作性立场，我不认为我们处理的是生理与心理相分离的宇宙，而是对现实的两种取向。当科学经由外观（和替代外观）探索现实世界时，我们称它为物理学或生物学；当它经由内省（和共情）来探索时，我们称它为心理学。这两种观察工具都有局限性。可以经由内省和共情加以探索的只是现实中一种特定的、被严格分隔的部分，即我们自己和别人的内在生活。此外，我们的内在生活不能经由外部观察加以掌握，当然或许有一天我们经验（思想内容）的细微差别也能够通过物理数据，如大脑活动的电磁追踪，而拨开层层迷雾。然而，现在心理学的方法，虽然有它的局限，仍然是研究人类内在生活，包括其精神病理的唯一有用的方法。

尽管现在我们在严重到足以导致"器质性"精神病理的机体障碍的领域之外，无法明确证明生物因素的差异，即一些人会比另一些人经验到强度更高的驱力 - 欲望，或是比另一些人更不能将原始冲动转变为社会可接受的行为，一些人无法抑制情绪的蔓延并发展出恐惧的状态或是抑郁和／或欣喜（elation），我们仍然有理由相信，我们的生物遗传因素应该会影响这些心理功能。在实践中，咨询师并非不知这些想法在临床工作中是被当作最不得已的解释，对心理原因的探究仍然是最重要的。但照此理解，有另一组因素不应被忽略。如若承认先天机制的差异，那么自体客体环境对先天缺陷的回应无论如何都要列入考虑，任何随之而来的精神病理——例如，容易产生恐惧状态或是难以抑制焦虑——不应只用先天缺陷加以解释，也要考虑到自体客体对那种特别艰难的情境的恰当回应的失败。特别的，我们要问一下双亲是否能够满足那些孩子们特定的或是过度的需求，如果不能满足，原因是什么，他们是怎么失败的。分析到最后会发现，双亲对孩子特别大的或是极其特别的自体客体需求的共情回应能力是受双亲自体整合的坚固性所决定的。诚然，不论是这些例子还是其他自体客体失败的例子，我们都不能从道德的角度去评断自体客体的缺点。这种态度是愚蠢的，因为双亲的功能不良（disability）是更深层的影响其责任感发展的早期生活经验的产物，因此这种功能不良是不受直接控制的，而且这也完全不是科学家应有的态度，科学家的目的既不是指责也不是开脱，而是通过建立原因 - 动机链来解释以共情的方式收集到的心理数据。[21]

第三章 科学客观性的问题与精神分析治疗理论

现在回到我在《自体的重建》一书中讨论过的一个主题（1977，特别是 63-69 页），我想要考虑科学客观性的问题，特别是那些有关所谓科学人文（scientific humanities）（Kohut，1980: 504-505）这类新领域的科学客观性的问题。精神分析，作为一种关于复杂精神状态的科学，或者特别地说，精神分析自体心理学，理应被放在这个新领域内进行讨论。在把焦点集中于精神分析（包括临床和应用）本身之前，我要先从较广泛的观点谈起。

宽泛地说，当人们考虑他人的精神产品时可能会有两种态度。一些人会说他们感兴趣的是作品本身而非创作者。另一些人会坚持认为对创作者一定程度的了解特别是有关他创作的动机和目的的了解有助于他们理解作品，帮助他们加深对作品意义的掌握，并使他们更容易接近作品。这两种观点的分歧在艺术和文学作品上极其明显。（Kohut，1978b，2：908ff 有关于这个主题的辩论。）然而在对待科学作品上，只有一种态度是明确并占绝对主导的：几乎所有人都认同作品内容本身，即它的真实价值才是重要的。我们在判断科学家所作贡献的价值时，他们的动机和目的不但是无关的而且必须被我们主动排除在考量之外。不论研究科学家的人格对于我们理解特定的人格及人类的创造性具有多大的挑战性，他们的工作最终只能以其内在价值得到判断。对于科学来说，无论个体从事科学工作的原因是什么，只有结果的准确性、事实和关联性是最重要的。

虽然大多数科学分支的工作者接受了研究者的动机与研究结果的分离是理所当然的，但我们知道精神分析学家，包括弗洛伊德，在这个主题上他们从不像科学界的同僚们那么确定。如同患者攻击各种精神分析信条时，精神分析学家总习惯于考虑其情绪因素，他们在面对科学争论时也是如此。当阿德勒感觉到精神分析发展的最初十年低估了自卑感的重要性时，他提出了背离，至少是在重点上背离弗洛伊德及其忠诚的追随者的观点。弗洛伊德通过强调阿德勒的个人动机来否定他的贡献。他特别提到阿德勒说过自己不会永远活在弗洛伊德的阴影底下。虽然在精神分析的历史上并不缺少相似的事情，但我相信现在对与自己持不同意见的同事的人格的公开论述已经变得少之又少了。应该承认，它们并未全部消失，除了少数著名的例外情况，它们现在都被限制在或多或少自制的谣言和八卦中。虽然这些行为有时会构成一股强大的能量，像在政治舞台上一样，在公正与仔细地审核前就不假思索地抵制（或至少是旷日持久地拖延）有价值的思想，但这些行为缺少官方立场并且很少有人会公开承认。

前面的阐述似乎表明了我对这个主题的个人立场。科学作品，不论是一般的心理学作品还是特定的精神分析作品，必须根据其内在价值，也就是解释性能量（explanatory power）加以判断。作者的人格、心理状态和特殊动机不应影响我们对其理论及发现的价值的判断。举一个经常被引用的例子，当弗洛伊德生病而需要以一种新的和更具体的方式面对死亡时，他提出了有关死本能的重大概念——我认为这个理论对于维持弗洛伊德宏伟的理论体系的完整性和内部一致性具有极其重要的作用——但这个背景不应该影响我们对理论的基本正确性与适切性（relevance）的评估。理论是否应被接受、应被部分接受、修正或拒绝，依赖于客观的科学因素，而与作者提出理论时的个人生活无关。

所有这些看上去都确切无疑。但上述这些反思真的解决问题了吗？我们对这个问题思考得越多，就越难给出一个断然的结论。是否真的有那种具有一定意义与广度的事实，可以在不考虑判断这些事实的观察者的条件下得到评估？特别的，有没有一些心理学理论，允许我们在处理数据的时候可以不考虑观察工具（即获取数据并确保其准确性、相关性和解释力的人）的影响？当代物理学告诉我们，在它的领域内，答案与观察尺度有关。在理论上，观察者总是被观察对象的一部分，也就是说在理论上并不存在任何客观事实。对于宏观尺度的宇宙（macrocosmos）而言，观察者对被观察对象的影响是极其微小的，实际上可以忽略不计。只有当我们面对微观世界（microparticles）时，观察者的影响才被计入考虑；只有此时，对现实的评估才包括观察者。换句话说，只有在这个时候，从某种意义上来说，客观事实总是主观的。因此有一个问题是我们从物理世界回到我们自己的研究领域后必须要问的：对于精神分析，这种处理复杂心理状态的心理学，特别是对于不仅关注心理功能的严重失衡，更关注引发严重功能缺失的精神结构缺陷的自体心理学取向的精神分析而言，我们面临的情况是相当于牛顿物理学的宏观世界还是当代物理学家关注的普朗克的微观粒子世界呢？

对这个问题我无法给出简单的答案。在理论上，我相信像微观粒子
的物理世界一样，在处理复杂心理状态的心理学里不存在客观事实，更
准确地说，客观事实总是包括观察者的评价在里面。但我们并不能始终
应用物理学进行类比，因为即使我们忽视两者的研究对象的巨大本质差
异，物理学与心理学的方法学也是大相径庭的。也许这种类比在临床上
的应用是最有效的，并因此导致我们对某些关键概念的复审，如精神分
析的中立——这个概念认为分析师就像一个屏幕，患者将他们童年期的
意象及其他在某个时期形成的类似的概念投射到上面——等产生于主流
理论认为理想的分析是完全客观的、移除了观察者对观察对象的影响的
时期的概念（Kohut，1977：66-69）。

分析师绝无必要丢弃弗洛伊德和同时代的人所赞同的 19 世纪的理
想。特别的，这种理想在一定范围内仍然具有像过去一样的意义：如果
我们想看清楚一些，我们的放大镜就必须保持干净；尤其是我们必须认
识到我们的反移情，那些歪曲了我们对被分析者与我们的交流和人格的
认识的各种因素，从而将这些因素最小化。但在我们的研究领域内，这
种针对科学客观性问题的纯粹的认知取向，尽管在某些范围内是有效的，
却不是完全正确的。通过把我们自己限制在这个取向内，我们阻止自己
体验分析情境中被分析者最重要的一些反应，而扩大我们的范围丝毫不
会牺牲我们对科学真实性理想的诉求。在这个取向内，分析师只是观察
者，被分析者只是观察者 - 分析师的审查对象。这种取向无法正确评价
精神分析情境中一个最重要的维度，我们需要一种能够弥补这种不足的
研究取向，并进而能向我们描绘出分析师在分析情境中更为完整的作用。
更肯定地说，承认并检视分析师的影响主要来自于其内在的人性存在，

而非来自于被扭曲的反向移情，这是我们需要考虑的方向。前一种影响才是一般精神分析环境中的特征，在修通过程中我们可以找到最佳的例证。

让我毫不含糊地重述最后一点。如果我们身处此种情境，有人为了理解我们而倾听我们说话并向我们解释我们是什么人，而且我们知道这种倾听和解释将持续很久，起初看上去没有时间限制，这种情境并不能被定义为中立。相反的，这种情境，从对我们的心理影响来说，它完全是非中立的——事实上这种情境向我们提供了对心理的生存和成长最为重要的情绪经验：来自自体客体的关注，即一种通过共情而理解并参与我们的精神生活的人性环境（human surrounding）。这种理解的品质、准确或不准确、不充分或压迫感，都是分析情景的固有的内在性质，而不是偶然外来的混合于其中的性质。事实上，分析师关注的是病人的内在生活，对个案了解的成败是精神分析过程的根本动力。考虑到本书的最后部分将详尽讨论精神分析过程的这个部分，此处我就不再继续讨论了。[1]

我们应该记住这些讨论来自精神分析与粒子物理学类比的延伸。接下来，我要转向应用分析（applied analysis）的领域。

在应用分析的工作里，除去某些例外情况，以量子物理学类比观察者在塑造被观察领域时的内在（immanent）作用将导致人们的误解。这是因为虽然观察者所面对的困难有时几乎难以克服，但这些困难并非来自他对观察领域的影响，而是来自观察者作为观察工具本身的缺点。这些巨大的困难，与我们在临床上看作反移情的那些反应类似，起因于我们的情绪性偏见对以共情为基础的知觉的扭曲影响。我认为我们脑中根深蒂固的偏见经常决定性地影响我们能够获得的资料的成分、我们对获得的资料中哪些是重要的判断以及最终对这些选择性的获取到的资料的解释。

上述思考特别适用于对应用领域中最严肃部分的调查——运用所谓的"心理史学"（psychohistorical）来关注大群体的行为。尤其当我们处理当前的事件（包括对当前活跃政治人物的评估；Kohut & Anderson & Moore，1965: 450-451）、最近影响我们的生活的事件或是与现在的重要事件类似的过去的事情时，我们通常不能完全从情感的扭曲性影响（例如我们的雄心，珍贵的自恋承诺或嫉妒）中解放出来。因此我们不能自信地宣称我们能够客观地评估历史舞台上的演员们的人格——他们的动机、目的、自恋程度和矛盾冲突。这里的客观指的是能将我们的发现与评判放在科学的范围内，无论这个范围被界定得如何模糊不清。[2]虽然这确实是个严重的障碍，但精神分析取向的心理史学家一定不能放弃希望。我们永远无法轻易得到重要的新见识，任何领域的新进展都需要有把传统的局限放置一旁，以新方法进行实验并发展新技术的勇气。例如，关于情感对我们历史观点的扭曲性影响，我相信一旦我们深刻地意识到我们所写的历史有满足某些心理需求（例如，给我们所认同的团体以希望和支持，或是贬低威胁我们的团体）的趋势，我们就会朝更大的客观性迈进，或许这样的客观性包括对主观元素的分析，即对史学家本身特定的情绪如何影响他的观点的分析。

在一般条件下，我们对文学、艺术、政治科学、法学，特别是历史学的深度心理感知并不包括那些我上面提过的在临床和粒子物理学中内在的主观性的元素。尽管如此，如我之前所暗示的，我们一定不能忽视在一些少见但是明显的例子中，观察者对他所观察领域的影响是无法否认的——即使是对应用分析的领域的观察。换句话说，一些深度心理学观察者通过他们的观察影响观察领域，这在某种程度上类似于临床情境，尤其是精神分析情境中观察者的影响。事实上，在大多数情况下，应用分析领域内的深度心理学观察者对其观察领域的影响不会比观察行星运动的物理学家对行星运动的影响大。这个事实清楚地区分了应用性精神分析与临床精神分析，对于临床精神分析来说观察者存在本身就是观察领域的一个内在构成要素。但在某些情况下，深度心理学家，甚至是在那些"超出基本规范限制"的范围内，不仅观察人类的世界，也通过揭露和辨别他的观察结果来影响他同时代的甚至是未来数代的观点和动机。有句格言说"作品有它们自己的使命（writings have their own destiny）"，这话有时有很大的影响力（可参看本书中我早先论述的深度心理学对当代人的影响的部分，Kohut，1978b，2：511-547，特别是511页）。某些著作，如卢梭、黑格尔、马克思，更不用说弗洛伊德的全部作品注定对社会现实的塑造有所贡献，虽然他们的作者声明他们只是想通过科学客观性来描述人类的动机与反应。

上述反思可以轻易地向两个方向扩展。如果被观察的领域是有限的，那么将科学观察及描述与其他目的区分开来即使不是不可能的，也是特别困难的。举例来说，在我自己的著作中，我可以提到大量的有关精神分析史的例子（如，Kohut，1977：249-266，1978b，2：511-546，663-684，793-843），我毫不犹豫地承认在大部分例子中（如果说不是全部例子），要将客观的历史编撰者的目的与想要为改革铺垫背景的历史学家的目的区分开是不可能的。此外，即使观察者没有卢梭、黑格尔、马克思和弗洛伊德般的才干，但这位科学家—改革家本身及其追随者的贡献所造成的影响，换句话说，某一学派从新的观点去发掘事实而举出的科学观察的例子所造成的影响，不单单是对世界的描述，也对世界的塑造有一定的贡献。

不同思想流派——当然，最终我们是对精神分析治疗情境中不同理论与观念感兴趣——的贡献作用是否使这些贡献变得无效了呢？换言之，它们是否被排除在科学领域之外了呢？

我不这样认为。例如，一位杰出的心理史学家可能比他同时代的人更热衷于追寻他那个时代的本质。可以肯定的是，他和他特别的感知的敏锐度是由他生活的时代所塑造。但是当他使用这种特别适合于他所生活时代的感受工具时，他或许能通过提高同时代的人们对自身和自身的追求的意识来揭示事情的真相。［很抱歉此处最好的例子是名声不好的历史学家特赖奇克（Treitschke），他追随黑格尔的思想，主张一种客观确定的事实：战争是无法避免的，文明进化的最终结果是专制的德意志联邦为了达到文明的目的不得不征服所有的反对势力。显然，他对史实的"客观"评估培植了希特勒的第三帝国。］

这些思考是否暗示客观是不存在的，而我们所谓的客观的科学只是一些道德压力或是一种科学尊严下的宣传口号？再次声明，我不这样认为。如果我们一开始有勇气承认人类科学的客观性必须包括对观察者的客观评估——被观察者对观察者的影响，以及特别是观察者对他观察领域的影响——那么我们就能厘清我们的方法学了。通过这些澄清作用，我们就有了去芜存菁的能力（例如我们把科学与宣传口号区分开）。这种澄清作用的获得不只靠扬弃某种理论支持另一种，还要依靠——对深度心理学，特别是对我们评估弗洛伊德的著作来说最为重要——将理论中经不起时间考验的部分与经得起考验的部分区分开，无论前者曾被多么广泛地接受，无论它曾多么深地影响过人类自身的观念。

在本章行将结束之时，我有义务指出前面这些论述在本书中的特定用途，并进入本书的主要部分，即尝试界定什么是精神分析治愈的本质。在关于科学客观性的这部分我已经列举了一些观点——即这是一种相对的客观，其原因在于被观察领域必然包括观察者本身——来为自体心理学解释精神分析过程并评估其结果铺路。我在本书的第一部分讨论了自体心理学的主要理论，尤其是这些理论偏离——即使是细微的偏离——传统精神分析理论的那些方面，这么做并不是随意的。我的陈述与我对客观性的假设相一致：观察者所持有的理论不仅影响他看到什么——在我们的案例中他仔细考察精神分析的过程和结果时所看到的内容——也影响他对所见到的东西的评价，对重要的中心内容的认定，以及对那些被认为是边缘的、不重要的、琐碎的内容的忽略。更明白地说：我们很清楚传统的精神分析用处理驱力的心理机制来解释人类，在治疗中首先关注精神的宏观结构解决冲突的缺陷（本我、自我、超我），它与精神分析的自体心理学在看待分析过程的实质和治愈的实质上有所不同。后者用自体客体环境支持的自体来解释人类，在治疗中关注自体微观结构的缺陷和扭曲，并不关注自体错误结构的功能缺陷的结果（即不关注被看作精神病理学起源的受到错误处理的驱力）。因此，虽然自体心理学不忽略心理冲突，当它在移情中出现时也会分析它，但这只是治疗性分析的本质任务的预备步骤：在动力与起源的层面，主要是通过对自体客体移情的分析来探索自体结构的缺陷。传统精神分析与分析性自体心理学的关系就像是牛顿物理学（探索宏观宇宙）与普朗克物理学（探索形成微观结构的原子和亚原子）的关系。

什么构成完整的精神分析？什么是精神分析的治愈？

通过关注"完整的精神分析"和"精神分析的治愈"这两个问题，我一方面为本书最主要的部分铺路，另一方面也是回到那个同事所提出的问题，即错误地认为我主张对严重自恋性人格障碍的分析在理论上应保持不完整。正是这种误解促使我开始写这本书。

到目前为止我的所有论述，不论涵盖的内容多么不同，也不论我把它们集合到一起的理由间有多大的分歧，都是对本书后面将要探讨的主题的准备，即精神分析治愈的定义，以及达到治愈的方法——它虽然与前者交织在一起但仍可看作是一个单独的主题。例如，我对可分析性的讨论，尤其是我对三种精神病理（精神病、自恋性人格和行为障碍、移情性神经官能症）[3] 的治疗态度的阐述，不仅是为了比较自体心理学和传统观点对这三种精神障碍的本质的看法，也是为本书的最终目标打基础。

前面对三种精神病理不同的治疗观点的讨论可以让我们对健康和患病的自体作一个一般性的讨论。特别是，根据先前的讨论背景不难看出，我清楚地区分了这两者：一方面是对自体的内容和形态的描述——独特的个体以其特有的形态和内容与其他的自体区分开来；另一方面，是对自体执行其内在计划的坚定性和自由度的评估。必须强调的是，一个即使缺少有利环境也能实现它生命发展过程的核心计划的健康核心自体，一般而言不仅仅是有益经验的结果。我们知道，早期的发展决不能没有创伤。但是我们还知道，精神发展的结果不仅取决于自体在发展中暴露在创伤中的相对频率与严重程度，也决定于自体——时而面对频繁的和严重的创伤——的作为精神健康的动力 - 结构本质的建立连接两极的能量连续体的能力。

此处，针对那种认为我主张某些分析应该有意保持其不完整的误解，我要强调的是，早期发展的成功经常是由于处于起源状态的自体在其发展性需求面临创伤性挫折时积极重新寻求出路的结果。这种寻求，在自恋性人格障碍、结构性神经官能症和那些自体的功能性缺陷尚未被个体及其环境体验为心理疾病因而被称作心理健康或心理正常的情况下，会一直持续到一个潜在整合的自体轮廓——即一个潜在有效的能量统一体——的出现。事实上，在自恋性人格障碍里，这个过程并不稳定可靠，已经定形的自体要借助分析过程的帮助才能得以加强。[4]的确在传统的移情性神经官能症中，早期发展阶段能或多或少保持坚定和完整的核心自体未能完成自身的发展——如我之前所解释的，原因在于俄狄浦斯自体客体的错误回应——而且依然被俄狄浦斯情结的恐惧和矛盾所奴役。因此根据自体心理学理论，不仅俄狄浦斯情结的冲突，作为俄狄浦斯情结的起源基础的俄狄浦斯阶段的特定自体 - 自体客体关系也应该在精神分析治疗的过程中得到激活与修通。从而，在某些成功的案例中，自体的早期发展得以完成。在精神分析的帮助下，在个体最后的发展阶段，迟来的俄狄浦斯自体结构终于建立起来：俄狄浦斯自体碎片（乱伦的性欲和破坏性的敌意）被完整的俄狄浦斯自体（富有感情而自信的个体）替代；因此自体向患者提供有意义的生活所需的条件，使其借助工作和爱来实现他的核心自体计划。但需要强调的是，我们不应该重新激活婴儿期和儿童期的那些自体在其早期发展阶段已建设性地面对过的创伤情境。即使这些情景被重新激活是可能的，这么做也不会有什么好处。

在强调最后这点时，我想要先澄清对《自体的重建》这本书某些章节的善意批评的误解。我在 1977 年说过，现在还要重申一下：核心自体在其发展过程中能够成功脱离早期自体客体的那些创伤，它们在自恋移情中不可重现。这是因为发展着的自体在生命早期就转向了不同的结构资源从而离开了它们，这些资源最后构成补偿性结构，从而不再需要它们了。因此在自体病理的案例中，治疗的主要任务是分析在生命早期未完全建立的补偿性结构的表现。当自体客体移情自发地重新激活时，这些补偿性结构通过把婴儿期的自体客体意象的最有益部分投射到分析师身上来努力完整它们的发展。

对于这点我要再次强调，每个自体，不论是自恋性人格障碍、结构性神经官能症或是健康的人，都或多或少具有补偿性结构。健康的自体不止一种。通向治愈的道路也不只一条，它取决于被分析者恢复健康的潜力。但是我们可以说：健康的自体主要由原发的或是补偿性的结构组成。防御性结构虽然不乏其在，但在大多数例子中数量很少——当然，这个规则在某些极其特殊的例子中是无效的。虽然我们可以确定，具有创新性 - 创造性的自体，其防御结构极少，但我们无法确定自体中原发结构与补偿结构的最佳比例。通过观察那些我相信活得特别有意义和创造性的人们，我得到的印象让我假设，以补偿性结构为主导的自体是高成就能力的最为丰富的源泉。换个说法，我印象中的最具创新性和创造性的生命，是那些尽管在儿童期遭遇了深切的创伤，但能够找到朝向内在完整性的新方法而获得新结构的个体。

在简短讨论了良好生活的结构性先决条件之后，我想说，传统心理学并不能像自体心理学这样提供以上此类有意义的信息。即使升华理论，也不能看成上述理论的另一个版本，它与驱力本体论以及驱力加工理论相联系，原则上无法告诉我们任何与人类生活中的意义、充实或空虚、贫乏相关的事情。此外，只要我们仍然以受驱力驱动的心理机制来解释人性，冲突在原则上就可以被看作对创新性 - 创造性的活动有害。另一方面，自体心理学，在承认传统概念和在解释人类某些有限的经验——如短暂的、麻痹性的罪恶感，甚至是阻碍终生发展的潜意识的罪恶感——的价值的同时，能够表明只要有坚定的自体存在，冲突本身是无害的，甚至那些被传统精神分析认为是精神病理起因的主要在潜意识层面上的冲突也是如此。从自体心理学的优势观点来看，甚至"潜意识"——根据心理机制的术语，即本我，以及自我的潜意识部分——如果不囿于只是询问心理内容能否进入意识这种削足适履的认知取向，也能创造性地回应罪恶引发的冲突。摆脱这种冲突的毕生努力终将导致功能的恢复和补偿性结构的扩展，它可以为我们提供一个看待结构性冲突的新视角，结构性冲突可被看作对我们活力的潜在挑战，以及把"悲剧人"推向成功或失败的潜在的行动者。

但是即使我相信自体心理学比驱力和自我心理学更能够深入和广泛地理解精神健康的问题，并且我知道此处探讨的很多问题仍需大量深入的研究——既包括对构成健康的生命内容的界定，也包括对使个体最终过上最充实生活的结构性组成的界定。然而即使面对这些不确定，我们也可以确信，在移情中当自体——非防御地——显示在发展的早期它已经脱离无望的挫折并发现了一条新路或至少是在新方向上有所前进，这种情况是机智并健康的信号，而非病态的表现。在治疗中尝试把自体推向在其早期就已经解脱并切断联系的领域，这种做法不仅注定会失败，也是对患者的严重误解。如果精神分析师坚持认为被分析者的疾病必须符合他所持有的某种普适的模式，甚至坚持认为被分析者服从某种被分析师认为是真正的分析的治疗过程——例如俄狄浦斯情结的解决，偏执—抑郁状态的情绪的重新激活，出生创伤的精神发泄，自体早期伤害的重新经验，或是任何拘泥于理论的万应药——那么分析师反倒会妨碍患者的康复。

第二部分

精神分析治疗的本质

　　自体心理学坚持认为自体 - 自体客体的关系是人的一生心理生活的要素。正如在生物环境中，生物无法从依赖氧气的生活发展到不需要氧气的生活；在心理环境中，人从依赖（共生）到独立（自主）的转变并不比这更有可能，更不用说值得期待了。以我们的观点来看，正常心理生活发展的特征是自体及其自体客体之间关系的本质的变化，而非自体抛弃自体客体的过程。尤其是，发展的过程不可以被理解为自体客体被爱的客体（love object）替代或是从自恋过渡到客体爱的过程。

第四章 自体–自体客体关系的再思考

虽然我迫不及待地想要讨论构成本书题目的问题，但我认为我现在应该暂停论述，先去讨论一个我的同事和朋友心中的问题。那就是：我如何解释普遍意义上的自体 - 自体客体关系，以及宣称自体 - 自体客体关系存在于人的一生，健康的自体从生到死都需要自体客体的持续回应？

让我先快速回答一下这个问题的后半部分。这部分问题的提出，源于对自体客体这个术语意义的错误解释。尤其是，混淆了自体客体这个术语的一般意义与特定意义。前者指支持我们自体的功能的他人，后者指的是一个古老的自体客体——它与自体客体发展的开始阶段相关。在最早期的阶段，自体和自体客体的区别可能存在也可能不存在。由于我会在这本书的后面部分从多方面讨论这个问题，此处我就不再赘述了。我只想说，像人类生活的所有真实经验一样，成人对自体客体的经验是成片（sectorial）的而非分割的（segmental）。换句话说，它是一种深度经验：当成年人成熟地选择支持性的自体客体时，他生命先前所有阶段的自体客体经验都会潜意识地再次出现（reverberate）。例如，当我们因为伟大的文化理想而感到振奋时，我们早期被伟大而令人钦慕的母亲所拣选的旧有的振奋体验，以及被允许与她的伟大、冷静和安全感融合的经验都是我们成人此时经验到的愉悦的潜意识的暗流。

现在我们来详细讨论问题的前半部分："自体－自体客体关系"这种说法正确吗？它有没有内在的不一致或是修辞上的错误？事实上，如果我们声称自体和自体客体的概念指的都是内在经验（Kohut，待出版），它们是心理现实而非物理世界的一部分，只能通过内省和共情来加以观察。那么我们像对待外部现实舞台中的演员那样来对待两者的关系，这是否恰当呢？

前述对修辞问题的客观性的怀疑不是没有道理。但我认为——我知道有人，如罗伊·夏弗对这些问题就持不同看法——这种不一致是无害的、可以被原谅的和有益于交流的。为什么它是无害的、可被原谅的？为什么它对科学的交流是有益的？它无害是因为我们绝对可以厘清那些用于科学交流的术语，而无需在每次使用时重复它的基本释义。特别是当我们的注意焦点不在自体－自体客体的概念上，而在其他事物上，例如当我们强调自体不单在整个婴儿期而是生命的全程都需要自体客体时，我们在大部分情况下都不需要作基本的解释。

这个问题决不限于自体－自体客体关系这个说法上。是坚持概念的一致性还是根据读者的需要去作必要的调整，此类两难问题总会出现在我们必须简要地使用术语的时候。分析师们，远甚于自体心理学家们，习惯于 —— 或许有时还特别乐于 —— 概念的模糊。我当然很愿意指出那些模糊不清的地方，特别是当一个观点在术语的遮蔽下被曲解的时候。

在传统精神分析的框架内，一个最好的模糊而无害的例子是"移情"这个术语，一个最好的模糊但是有害的例子是"驱力"这个术语。由于我这几年讨论过很多有关"驱力"这个术语被伪科学地应用所造成的有害后果（Kohut，1978b，1：205-232），我在这本书后面的部分会再次谈到它们，在这儿就不多说了。这里我要简短地谈一下"移情"这个术语。我们处理"移情"概念不一致的方式与我们如何使用"自体 - 自体客体关系"这个术语类似。

"移情"起初作为描述复杂心理状态的心理学概念在精神分析中有其特定的位置。既然它被界定为心理机制中两个领域之间的加工过程——潜意识对前意识的影响（Freud，1900，1953，vol.4）——很明显它是一个通过内省与共情获得的数据进行抽象与概括得到的心理概念。我不必告诉分析师们，事实上任何从事心理工作的人都知道这个起初并不模糊的概念现在变成了什么。如同大家所知道的那样，现在移情指的是人与人之间的事情——即分析情境中的分析师与被分析者之间的事情。结果是，很多人在被告知"舌尖现象"和歇斯底里—转换（hysterical-conversion）症状是移情现象时，都感到迷惑；当他们被告知"梦是移情的结果"时，就会以为这是指患者直接梦到分析师的情形。

很容易就能说明"移情"的意义从精神分析到社会 - 心理意义的转变是完全无害的，特别是在它错误却被广泛使用的用法在科学界被厘清之后。现在让我们转回讨论"自体 - 自体客体关系"这个术语的模糊性。

我对使用这个术语的合理性的判断依据是基于与上文同样的原因。不过，在这个例子中，如果我的解释能被理解，那么它在防止误解方面比"移情"概念的情况可能更有效。我在给一位质疑我"自体 - 自体客体关系"用法的朋友的信中写道（Kohut，待出版）：

虽然这种说法很不准确，[1] 我相信我的意思是清楚的。如果我在表达自己的意思时不是相信读者能作必要的斟酌，而是一味地试图使概念精确化，想想我的叙述将会多么笨拙、复杂，最后又会变得多么混乱。我说过"自体－自体客体关系存在于人的一生。"但是如果出于精确性的考虑我就必须说"在一个人的一生中，他会把自己经验为一个在时间和空间上统整、和谐、坚定的单元，这个单元连接着他的过去，并有意义地指向一个富有创新性－创造性的未来，但是条件是，在他生命的每个阶段他必须经验到人类环境的代表者们对待他的回应是愉悦的，提供给他理想化的力量和冷静的源泉是默默存在的但又是在本质上爱他的，以及能够或多或少精确理解他的内在生命以便能够给予与他的需求相一致的回应——当他需要这种支持时。"

在信中我强调：

我写上面那些不是为了讽刺对精确性的要求，只是为了说明，总是要求精确是没有好处的——反而有诸多不便。上面这种句子只在一个地方适用，即如果我们讨论的焦点是自体－自体客体这个单元的支持作用的定义的话。但是，如果讨论的重点在其他方面——如在我的例子中，讨论自体对自体客体的需求将贯穿一生——那么完整性和精确性就变成不必要的负担了。

在尽我最大的努力澄清上述指责后，我现在回到更为本质的，即贴近经验（experience-near）的观点——它激发了上文对于概念形成和术语的探讨。这个观点是：人从依赖（共生）到独立（自助）的转变是不可能的，正常心理生活的发展特征是自体及其自体客体之间关系的性质变化，而不应被理解为自体客体被爱的客体替代或是从自恋过渡到客体爱。

从上述观点可以导出，且与上述观点相一致，自体心理学一开始就认为——这是自体心理学理论的重要看法——在以下的两种独立框架里审视"我"对"你"的经验是卓有成效的：（1）"你"在支持自体的完整、力量和和谐方面的作用，即把"你"经验为"自体客体"；（2）"你"作为（a）我们爱和欲望的目标物和（b）当"你"阻止我们得到爱和欲望时我们愤怒和攻击的目标物，也即把"你"经验为"客体"。虽然自体心理学认为这两个框架的独立应用对我们解释人类在健康和疾病中的经验大有帮助，但我们也认识到有时两种"我-你"经验需要给予同时分析。进而，我们相信这两种交织在一起的经验的相互影响值得我们进一步研究。作为对弗洛伊德思想的共鸣（Freud，1914，1953，13：241-244），我强调过（Kohut，1978b，2：618-624）客体爱，像其他任何强烈的经验，如激烈的身体运动一样，能够强化自体。进而，众所周知，强壮的自体能让我们更强烈地经验到爱和欲望。最后我想要进行一个概念化的厘清。自恋愤怒与为了消除达到目标的障碍而引发的攻击之间的不同在于：前者以不宽恕的仇恨和残忍为特点，后者的特点是不因为一些不必要的原因伤害对手，在目标达成后这些攻击就会消失。

此处还需要强调一点，鉴于传统的精神分析细致研究自体对"客体"渴求的变迁，忽视并误解自体对"自体客体"的需求的变迁——例如低自尊者有意识地专注于自我，在力比多理论的框架里被认为是自恋的升高而非下降——自体心理学一开始把注意力放在被传统精神分析忽视的地方。只是现在才开始一方面研究自体和自体缺陷之间的关系，另一方面探究客体的经验。例如，自体心理学现在正在尝试强调所有的精神病理都是基于自体结构的缺陷、自体的扭曲，或是自体的虚弱。它进一步试图表明，自体的所有缺陷都源于童年期的自体－自体客体关系的障碍。或者说，自体心理学与传统精神分析理论最为重要的区别是，[2]自体心理学认为在客体－本能的领域里的病理性冲突，即对客体的爱与对客体的恨的病理性冲突，尤其是被定义为俄狄浦斯情结的各种冲突，并不是精神病理的基本原因而是它的结果。

在上述有关俄狄浦斯情结冲突在古典移情性神经官能症中地位的阐述中，我刻意强调了"基本"这个词。不过虽然自体－自体客体的失败、自体的缺点具有基本的地位，但是由此造成的儿童情感生活的扭曲（以性欲取代感情生活，以敌意－破坏性冲动取代自体－自信肯定的反应倾向）以及由此造成的关系障碍也应被视作致病性因素，亦即，它们应被视作最终导致古典移情性神经官能症症状的原因或至少是中介因素。

我曾多次说过，传统精神分析和精神分析取向的自体心理学之间的不同在于两者强调的重点不同——重点的转变虽然微妙但很重要。下面我通过探讨弗洛伊德的理论来阐明这种转变的重要性。他有关潜意识的重大发现给人们带来了巨大的自恋伤害。这种伤害暗示了弗洛伊德的著作受排斥的主要原因，它受到革新者本人人格的敏感程度以及提供重大发现的生长土壤的心理学时代精神的共同催化。我先前已经讨论过了这些因素对于作为新兴科学的精神分析［安娜·欧（Anna O.）和布鲁尔（Breuer）是其先驱］的影响（有关弗洛伊德人格的早期讨论见

Kohut，1977：290-298；有关当代主流心理学弱点的讨论见 Kohut，1977：267-280。）由于这个问题的重要性亟待说明，我现在要重述并扩充我在先前的作品中提到的观点。

让我们从弗洛伊德的人格的具体特征开始。这些特征让他以特殊方式来看待心理过程，这些方式在古典或传统的精神分析里达到顶峰，如潜意识、防御机制和结构性冲突。首先看弗洛伊德的道德立场，我们可以说，他最主要的道德观是求真。我们可以补充的是，他的自尊被他对真相是否知情强烈地影响着。向其掩盖真相，对他来说是难以忍受的、令人愤怒的自恋伤害。（有关弗洛伊德此方面性格的讨论见 Kohut，1977：65-66。）基于他在这个方面的易感性，他对别人的此类倾向无可置疑地很敏感。因此他认为，当人们需要面对这样的一个事实，即人们对自以为了解的事物——亦即他们自己心灵的全貌——其实是不了解的，这是精神分析带给他们的最为严重的伤害。他补充说，这个伤害可以与哥白尼和达尔文对人类造成的伤害相比（参考 Freud，1917，1953，16：284-285，有关这个观点的讨论见 Kohut，1978b，2：515-518）。

我相信不必再次强调，在心理学家断定的心理真相中，个人因素同量子物理学家的观察工具一样，是与客观现实无法分离的。客观现实总是包含了观察者（见第三章）。因此，（a）当我质疑弗洛伊德的说法，即当人们认识到其实他们不知道那些他们自以为知道的事情，这必然会对他们造成无法承受的自恋伤害；（b）当我进一步怀疑这种伤害是否在每一个历史阶段的严重程度都一样时，我不打算依据弗洛伊德自身在这个方面的敏感性来提出疑问。而且，我对弗洛伊德的理论也有同样的态度。我认为很可能是弗洛伊德特殊的人格特点——实际上是与上述同样的特质——让弗洛伊德在第一次系统化他的发现时，把精神生活细分为意识和潜意识的部分，将知与不知间的对比放在首位，并把"可知与否"这个判断标准当作人类心灵二元对立（dochotomized mind）的指导原则，人类心灵的二元对立是其整个思想体系中最为重要的原则。但是，必须再次强调，我不应该也不会因为它们来自弗洛伊德本人对人类的极具个人特征的、具有时代限制的看法，而据此推断它们的实用性和解释力。

乍看之下令人惊奇的是，正是促使弗洛伊德早期提出潜意识与（前）意识心理层面这种二分架构思想的特殊的敏感性，导致他后期的有关本我与自我间二分的补充性观点（Freud，1923，1953，vol. 19）。在提出这种新的二分法不久前——他补充的第三种"力量"，超我，它与现在要讨论的内容无关——弗洛伊德表示（Freud，1917，1953，16：284-285）人们无法忍受存在潜意识的信念，因为这迫使他们承认他们甚至无法对自己的心理说了算（有关弗洛伊德这方面的观点见，Kohut，1978，2：689-690）。通过把知识与掌控力并置起来——也即把知识与自我（掌控力的功能位置）并置起来——以及暗含着缺乏知识便意味着缺乏掌控力——也即把缺乏知识与被动性或自我的瘫痪并置起来——弗洛伊德大胆地推出一个可行的综合，它既是一种个人深度需求的表达，也是一种具有强大解释力的理论模型的系统阐述。

此处我们可以发现一个具有前瞻性的问题，即观察者的人格与他所提出的理论间的联系的问题。缺少掌控——被动性——对弗洛伊德来说是分析人类精神生活应该止步的生物学基底（Freud，1937，1953，23：252）。认识到弗洛伊德理论里的这两条信息，即认识到可用言语表达的知识与消除焦虑的掌控，以及不能用言语表达的知识与可怕的被动间的巨大相关性，我们不仅在审视弗洛伊德人格对其理论选择这个次要任务上有所进展，通过关注"可用言语表达的知识（通常称作洞识）是精神分析治愈的本质（谈话治愈）"，我们也接近了我们的主要任务：审视那些与传统精神分析不同，被自体心理学认为是构成精神分析治愈的本质要素。通过深化对精神分析治疗的传统解释的重要方面的了解，我们就对详细审查自体心理学有关治疗过程的观点做好了准备。换句话说，我们的目的是找出精神分析过程中区别于传统理论所强调的那些要素，或是能对传统理论进行互补和修正的要素，这些要素也被认为是治愈性要素。

　　需要指出的是，当我把注意力放在一个小问题后我开始了离题。这个小问题是，弗洛伊德相信精神分析被排斥的原因是因为他的科学使人们痛苦地意识到自己无法完全进入自己的内心，自己并非自己内心的主宰。我必须承认，在过去我总是愉快地、不带任何怀疑地阅读弗洛伊德有关这个观点的作品。尤其是，当认同弗洛伊德作为一名能看到令人不悦的真相的分析师时，能感受到他自己那种振奋。这振奋来自想到自己身处在那群因为触怒他人而遭到攻击的人——如哥白尼，他打破了人们身处宇宙中心的幻想；达尔文，他打破了人类是被上帝特别创造的这一假想——所构成的令人骄傲的队伍里。现在我仍然能感受到弗洛伊德对自己巨大成就的自豪，虽然我已不再毫无保留地相信弗洛伊德所宣称的人类无法忍受潜意识的内容带来的冲击（尤其是始终无法忍受其冲击）这个说法。进而，我必须承认，我对弗洛伊德所认为的哥白尼和达尔文的理论对人类（也就是，对所有时代的人类）有相似的冲击作用这种说法的正确性也抱有相同的怀疑。

显然我们现在要处理的问题非常困难和复杂——如何区分普遍的心理学原则与只有部分人或某些历史阶段秉持的原则。我之前讨论过这个问题，并把焦点放在精神分析师与精神分析取向的心理史学家身上；然而，这个极其重要的问题不仅发生在心理历史学中，也发生在用精神分析法审视前人和他的创造时（Kohut，1978b，2：910-913，916-919）。此处，我仅重申，虽然分析师不会让自己被阻止用他们最好的工具审视历史，但他们不应该忘记这么做是危险的。甚至那些最有说服力，看上去不证自明毫无疑问的结论最终都可能存在严重的问题。弗洛伊德断言——再次重申，直到最近我才不完全接受这个说法——三个伟大的科学发现，与他关于人类对洞识的阻抗的理论一致，也是被人们最严重地排斥的发现。这个说法或许也面临严重的怀疑。尤其是，对革命性科学发现的各类消极反应或许比弗洛伊德想的要小，实际上它们是有时间限制的，并且（或者）限于某些团体或个人。但是如果我继续断言弗洛伊德的结论是错误的，我就是搬起石头砸自己的脚。我无法断言，因为我没有广泛地研究过那些隐藏的偏见、被挑战的特权以及被削弱的权力地位，而这些对于我们评价人们排斥非宇宙中心理论的意义、物种进化理论的意义，或是精神生活在意识领域的局限性的意义的原因至关重要。但是让我们想一下文艺复兴之前的宇宙的概念。哥白尼时代之前，人们认为自己俗世的存在，用通俗的话说"在最底层"。上面的天堂住着天使，在他们上面住着大天使，在更高的地方，也就是顶端住着上帝。换句话说，哥白尼的理论并未攻击人类的荣耀。相反的，他的理论有一种普罗米修斯式的傲慢，他的洞识把人们从不得不把自己放置在底层的宇宙观里解放了出来（有关这些问题的广泛讨论见 Lovejoy，1936）。

那么，在达尔文和弗洛伊德的发现被排斥这件事上，是否也存在与上文相似的情况呢？与弗洛伊德同时代的费伦茨（Ferenczi，1916）所认为的弗洛伊德的发现伤害了人们婴儿期全能感的残余，这是否应该受到质疑？我必须再次承认，全面而可靠地评价哥白尼、达尔文甚至弗洛伊德对他们时代的保守势力造成的自恋伤害，以及评估这些理论被排斥是否因为保守势力的防御性反击，都是完全超出我的能力范围的。然而，我确实认为这些因果联系值得心理史学家去探究，而且很可能会成功。换句话说，我相信有能力的史学家会发现这条因果链，并让我们不再直接用我们深层心理组织的普遍反应来解释复杂社会行为的动机。［我对弗洛伊德有关战争起因的心理学解释（Freud，1930，1953，vol. 21，1933，1953，22：203）也有类似的怀疑。］

显然——我想强调的是与弗洛伊德的仍被分析师广泛接受的看法相反的观点——伟大的新理论、伟大的发现往往不是被当作对人类的攻击。相反的，它们更可能受到欢迎，因为这使得熟悉它们的人提高自尊，通过与理想化的改革者的融合，他们变得更有活力了——当然，当它们威胁到个人的特权和权力的情况除外。实际上，由新观点带来的自尊增强效应或许阻止了那些自发拥抱它们的人冷静地识别它们必然具有的缺点。因此，接受新思想可能包含着与因自恋受到伤害而拒绝这些思想一样的巨大的潜在错误——特别是当理论变成教条时。

我说过，个人的心理因素毫无疑问使弗洛伊德对那些无法了解的知识特别敏感，并且总体而言，他给知识和真理以不恰当的赞誉性地位——它们被他放在价值等级的最高点。为避免可能的误解，请允许我说明，我无意贬低知识和真理的价值，而是要强调，其他价值的重要性有时等于或高于对知识和真理的追求。此处我不想展开以下假设，即当追求真理和诚实分别成为自我的功能和态度后，真理的价值地位就下降了（Kohut，1978b，2：674-675）。然而我要再次强调，虽然某些价值有绝对而永恒的正确性——至少在可预见的未来[3]——它们在价值等级的地位也会依据人们生活时代的内部（心理的）和外部（如社会文化和政治）环境的改变而变。

弗洛伊德那个时代把真理和知识看得尤为重要吗？由于重大心理学发现的促进者能够融合个人的敏感性与时代的主流趋势，因此弗洛伊德的天赋可从他人格的特殊组成得到部分的解释吗？我的回答是肯定的。特别的，我相信弗洛伊德人格展现的历史时期——一个变化的、进取的、政治和思想自由度不断增加的时代——是最适合出现伟大成就的时代。毫无疑问，这是一个蒙昧主义正在走向衰退的时期。但必须强调"在衰退"这个说法只对了一半。进步永远不是简单和单向的——先前的秩序、旧有的道德、先前的价值体系不甘于衰退，它们也在自发地变强大，把它们的影响力引导到隐蔽但却有效的活动上，因感到受威胁而拼命努力达到目标。因此，当科学和知识在实验室和教室里蓬勃发展，受到一边倒的尊重时，有关性的知识仍被严厉禁止传授给孩子们。进而，科学信仰不仅植根于弗洛伊德时代的维也纳的政治生活里［尤其体现在冯·舍内雷尔（Von Schoenerer）和卢尔格（Lueger）等人身上］，也经常与伪科学混在一起发生发展［例如 J. A. de Gobineau（1884）和 H. S. Chamberlain（1899）的作品］，这些伪科学在很多年后爆发成为大规模的法西斯种族主义运动，几乎成功摧毁了西方人对自由和理性的推崇。

对比我在此提到的社会文化层面（有关针对十九世纪末维也纳的敏锐评估，见 C. Schorske，1980）与弗洛伊德概念的形成，结果让人震惊。就如同弗洛伊德时代的欧洲，具体来说在他的成长地奥地利，政治自由主义当道，艺术与科学繁荣，然而专制残暴的神秘主义力量也开始出现在人们的面前——至少在回顾这段历史时确实如此，虽然当时人们不认同它们的巨大潜能，并倾向于忽视嘲笑它们——弗洛伊德的精神二分理论（Freud's dichotomized psyche）也有类似情况。一方面是"意识"（即后来自我和超我的意识部分），另一方面是"潜意识"（即后来的本我与自我和超我的潜意识部分）。这种划分对弗洛伊德时代的文化和社会生活而言是真实的，换句话说，它是弗洛伊德定义的个体的心灵。一个领域——明显、容易识别、是可被承认的存在——依据逻辑和推理生活（以弗洛伊德超心理学的语言来说，即它遵守次发过程（second process）的规则）；另一个领域——神秘的、难以识别的、被否认的存在——依据古老的、前逻辑的规则生活（即遵守原发过程的规则）。

相反的，在我们的时代，上述那种社会文化二分的形式已经不明显了。古老的力量——从约翰伯奇会（John Birch Society）到统一教信徒（the Monnies）到琼斯教派（Jonestown）仍像 19 世纪末一般活跃，但是它们的存在和为害的潜能已经被认识到，被广泛地讨论和反对。与此同时，从盘尼西林的发现到太空探索，从毕加索的画作到斯特拉文斯基的乐曲，这些科学、技术和艺术的繁荣的创新图景也难有任何历史时期可望其项背。对 19 世纪末那些病人的研究使弗洛伊德提出了心理二分理论和结构冲突理论，相对这些病人的人格结构，我们时代的主流人格组织不再是这种由压抑引发的简单的水平分裂（horizontal split）。当代人的心理——即卡夫卡、普鲁斯特和乔伊斯所描述的那种心理——是衰弱的、多重碎裂的（multifragmented）（垂直分裂的）、失调的。因此我们不能用失效的潜意识冲突的模型来完全理解我们的病人并对他们进行解释。

总结我的推论：弗洛伊德的科学观——他对观察资料的选择，他的理论的本质——不仅受到他人格的巨大影响，也是他作为那个时代的一员的产物。我想要再次强调以下两点：（1）我对弗洛伊德的人格特质和他那个时代的特点作的区分是出于启发和探索的目的，这种区分是人为的，因为一个时代的风俗、爱好和社会条件也会决定性地影响成年人对待子女的行为，继而形成孩子人格形成的环境。（2）我对弗洛伊德的观点是他那个时代的产物的观点并非一种批评，它们有助于我们了解弗洛伊德是如何获得如此伟大的成就。

但现在让我们对这两点进行扩充。针对第一点我们可以说，对弗洛伊德而言，童年期在他周围的成人的人格和行为对他造成的时代印记是暧昧的。或者说，他那个时代的儿童，特别是弗洛伊德家所属的中欧中产阶级家庭的孩子，都同时受到两种不同而对立的影响。一种是强烈的时代文化的影响，表现为对行动和思想自由的公然的日益增长的渴望。另一种影响则来自令人窒息的保守的宗教信念，这些信念因为受到日益增长的、公开化的、活跃的民族主义和科学思想的威胁而展开强烈的反扑。这股保守势力特别限制孩子们接受宗教势力允许范围外的知识，这种禁令通常与强大的宗教（政治）独裁主义有关。对于第二点，即弗洛伊德的人格倾向使他在观察里作选择，并形成精神分析科学一定的内容和形态的理论，我只打算重复我的观点，即他的人格由他的时代所塑造，时代给了他对某些心理趋势的特别的敏感性，当他逐渐走向人格和科学的成熟时，这些趋势正是他所研究的那个社会的人的主流趋势。

但再次确定弗洛伊德的观察和他的观察对象都符合他那个时代的特征后，我将毫不犹豫地宣称我们时代的心理观察者也有相同的权力，尤其是那些自体心理学取向的观察者。现在的人——尤其是西方民主社会的人——就像我之前一直强调的那样，并非主要暴露在由知识的剥夺（成人被政府的审查制度剥夺，孩子们被"维多利亚式"的父母剥夺）所造成的伤害中。他们不会愤怒地拒绝那些强调他们无法意识到自己心理的某些方面的经典精神分析式的科学理论，或是干脆以轻蔑嘲讽的态度对待这些理论。我们这个时代的人的自体的完整性不稳定，渴望能使自体维持完整的自体客体的存在及关注。这种需要的强度通过一面次发骄傲的否认之墙，使人们认为我们的理论，即自体的自主性是相对的，自体永远不能脱离自体客体而存在，是对他们的严重的自恋伤害。可以用这个因素部分地解释自体心理学引发的一些强烈的敌意，以及自体心理学所承受的扭曲的嘲讽吗？而那些接受自体心理学的人——即那些更直接接触到当代人类基本需求的人——所表达出来的热情也可以用这个方式解释吗？

是的，我相信事实就是如此。但我只能提出这个说法并指出它确有可能。进而，我必须补充，我并不认为这是使许多精神分析学家强烈排斥自体心理学的决定性因素。他们拒绝把自体心理学看作精神分析学的一个发展阶段，试图把它贬低成一个"变种学派"，或更严重一些，是"邪教"。换言之，我并未忘记我前面的结论，即新思想在很多水平上影响人类，我们不应立即求助于深度心理学对此的解释，而应仔细研究那些导致人们不愿意仔细倾听新思想的各类动机。在这方面我也并未忘记我曾鼓励作为团体中的一员参与团体动力的人来分析团体的态度（Kohut，1978b，2：831-843）。

那么为什么我自己不做这些研究呢？客观地评估在我职业中所遇到的拒绝或接受我的观点的复杂态度将是一个复杂的工程——而且不保证会成功——这个评估需要耗费我大量的时间和精力，而我认为应将这些精力投注在自体心理学临床和理论的一些未完全展开的方面。不可否认，当我有意回避对这些正面或反面回应的研究，而面对我本来的工作时，我觉得有些遗憾。这是因为，虽然有把自己的人格情绪因素掺杂到研究里的潜在危险，但我相信总体而言，我们能依据充分的客观性完成这个任务，而这是很有价值的。我甚至告诉自己，我不应该因为懦弱而从这个任务中退缩，去等待别人对我的发现的嘲笑和轻率的否定。然而，在想到所有这些因素和我自己面临的斗争后，我决定仍然忠于那些更重要的科学义务，用我的余生来对我的基本专业与科学进行初级研究，而不去管针对我的作品所进行的积极或消极回应。

当然，即使不考虑陷入这种工作的潜在风险，分析我的同事们对自体心理学理念的态度也是非常困难的工作。我前面的评论，即弗洛伊德提出的自恋伤害无法完全解释他自己及哥白尼、达尔文的理论被排斥的原因，也适用于对自体心理学引发的情绪性阻抗。古典精神分析受到弗洛伊德时代神经精神机构的排斥的原因不仅在于弗洛伊德的职业对手（和其他嘲笑他的人）对于"人无法完全理解自己的心理"这个理论感到自恋受伤。其他许多动因也要为这种排斥负责——本质上也属于"自恋"，如专业特权和宗教势力受到威胁而产生的动因——我认为这些才是决定性的因素。对自体心理学也可进行相同的思考。告诉人们，我们对自体客体的需求贯穿其一生，而自主性是不可能的，这的确对许多人来说是一种自恋伤害，尤其是在这个时代，很多人的自体依靠着古老水平上的自体客体支持而存在。但专业特权和权威受威胁的情况也是存在的。就像古典精神分析在其发展早期被神经精神机构的成员排斥一样——它只得到了自认为是"局外人"的人的支持——现在自体心理学也被传统的精神分析所排斥。

很清楚的是，先前的反思只是针对反对新思想的非理性因素。毫无疑问，弗洛伊德的体系在一开始也遭受过严厉的批评和理性的质疑——我要很高兴地说，自体心理学同样如此。不过，即使那些存在于反对新思想的极端回应中的非理性动机，有些不论是用自体求生存还是自体受威胁的观点都无法解释。但显然我不能继续谈论这个问题了——即自恋伤害的作用，自恋愤怒，以及对科学领域新思想的敌意回应等这些迷人的问题。我必须回到我自己设定的主要任务：对精神分析治愈过程的研究。既然先前反思的结果与这个主要任务相关，我们不应该彻底抛弃它们，我将用一种特别的方式回到这个任务，即询问先前的思考是否有助于提高我们评估精神分析治愈过程的能力。可以预见，我对这个问题的答案是肯定的。

第五章　精神分析的疗效：以自体心理学的发现为基础的初步声明

自体心理学发现治愈过程的本质不在于认知层面。以弗洛伊德早期心理图式模型（topographic model）的用语来说，我们不认为把潜意识内容变成意识是治愈过程的本质。虽然自体心理学认为治愈的决定性步骤之前、同时或之后通常伴随内省领域的扩大，但这种意识领域的增长并不总是发生，它也不是治愈的本质。

但现在让我们思考弗洛伊德后期的心理结构理论或称心理三分理论。自体心理学如何用弗洛伊德后期的术语评价他有关治愈的概念？这与自体心理学运用他早期的理论对治愈的评估没有差别。准确地说，自体心理学认为治愈过程的本质既不能界定为意识领域的扩展也不能界定为，至少在本质上不能被界定为，调节驱力的心理机制的功能增强。比之于从弗洛伊德后期的心理机制的结构模型来获得分析治疗效果的解释，自体心理学并没有把治疗过程的本质看作自我领域的扩张。的确，那些在精神分析治疗过程中被自体心理学家认定为有效的活动经常伴随自我领域的扩大——即自我影响范围的扩大，它应该强调，可能表现为用言语表达自己先前人格中致病成分的能力的提高。但是我必须立即补充的是自我的扩展（尤其表现为语言掌握能力的提高）[1]并非在每个治疗中出现。更重要的是，即使这种可喜的发展真的出现了，它也只是基本治愈性改变的次发结果，不应被当做治愈的本质。

我很熟悉那些因为对比自我心理学与自体心理学的相关观点而引发的反对意见。我要补充的是，那些没有从心理机制心理学阶段走向自体心理学阶段的最好的分析师们也会有这些反对意见，因为他们试图用旧的系统解释他们从患者身上感知到的现象，却不顾旧系统的能力所限。（有关我自己在"使古典信念与年复一年积累的临床经验性数据相协调"这方面的挣扎，见 Kohut，1978b，2: 931-938，尤其是 933 页）我知道一个敏感又智慧的分析师能够合理地运用心理三分模型的观点，通过强调自我的综合功能，以类同于自体心理学的概念（这指的是一些由内省获得的自体特征，类似于自体的内聚性、坚定性、活力与和谐）来解释自我。但即便如此，他也只能做到某种程度而已。

我从未声称自我心理学的理论是错误或无用的。我只是说它无法让我们以令人满意的方式阐明心理康复过程中的关键特质：自我安抚的能力、自体的时间连续感，以及自体客体在帮助自体掌握这些特质时的关键作用。我认为，即使用最成熟的自我心理学也无法自然地将这些精神状态与过程进行理论的概念化，它需要自体心理学的补充性框架。

但现在，在说过传统的有关治疗的解释只是部分有效后，我们必须回到决定性的问题：自体心理学是如何看待治疗的过程的？答案是：它有三个步骤，前两步被称作防御性分析（defense analysis）和移情的展现（unfolding of the transferences），第三步——是最关键的一步，因为它与治疗的目的和结果有关——是开启自体和自体客体之间的共情之路，尤其是在成熟大人水平上建立自体与自体客体之间的共情性协调

（empathic in-tuneness）。这个新的共情渠道永久性地替代了先前被压抑的或是分裂的古老自恋关系，它替代了先前将古老自体与古老自体客体捆绑在一起的束缚。[2]

论证上述有关精神分析治疗本质的理论的基本正确性，换言之，论证"逐渐得到与成熟自体客体的共情性联系是精神分析的本质"这个阐述所包含的解释力是一个庞大的任务。但我相信这个任务是能够取得成功的，我很希望我的同事中有人可以完成这个任务。现在，我自己只能描绘这个任务的大概轮廓。

这个工作与临床和理论领域都有关系。对于临床领域，那些想要论证假设正确性的研究者，通过大量详细的临床资料，必须显示那些起初被限制在自体 - 自体客体关系的古老模式内的患者——在儿童期他们人格的这个部分在迈向成熟时受到了阻碍——在成功的分析治疗过程中，是如何逐渐激发成熟自体客体的共情资源并得到它们的支持的。利用现有的临床报告和未发表的临床资料，[3]研究者必须特别表明，在由于害怕自体客体共情失败导致二次创伤——在自体客体移情中分析师的共情失败来自他错误的、时机不对的，或是无情而粗鲁的解析[4]——而对治疗产生的阻抗被克服之后，自体与自体客体之间如何通过一种独特的波动方式开启一条联系两者的可靠的共情渠道。简言之，他必须指出，在分析早期自发建立的朝向分析师的自体客体移情所提供的支持性源泉，会一再地被分析师无可避免的、暂时性的、非创伤性的共情失败——即他的"恰到好处的失败"——所破坏。面对分析师的误解，或是错误和不当的解析，被分析者暂时从对共情的信任回到对古老自体客体的关系依赖（如重新动员与古老的理想化的无所不能的自体客体相融合的渴望，或是调动对立即的完美的镜像的渴望）——这个古老自体客体在最初自体客体的分析移情中被暂时抛弃了。在一个操作恰当的分析中，分析师会注意到被分析者的回撤，搜索任何他可能犯下的错误，在确认这些错误后坦然承认（通常是在被分析者的帮助下），然后非批判性地向对方解释他们回撤的原因。通过这样的方式，分析师与被分析者之间起初由自体客体移情开始的共情交流重新动员起来了。从而患者的自体再次从一个与他共情性协调的自体客体源泉那儿获得支持。

在描述这些波动时，研究者必须指出每个小范围的、暂时的共情错误是如何激发被分析者发展出能够调节自尊的心理结构的——必须再次指出这里的假设是，分析师的失败是非创伤性的。注意到患者的回撤后，分析师必须观察对方的行为并以开放的心态倾听他们的联想。我所说的"以开放的心态倾听"指的是，分析师必须坚持自己的立场，在正确掌握患者需求的本质并能够以更加正确的解析来传达他对病人的理解之前，必须避免将对病人的理解严格限制在他所秉持的理论的预想内，如克莱因、兰金（Rankian）、荣格（Jungian）、阿德勒（Alderian）的古典精神分析的模式，当然还包括自体心理学的理论模式。

在此，我想再提一下我和其他人之前在很多场合都提过的一个事实（Kohut，1978b，2：749-750），我在本书的后面部分（第九章）还会再次对它进行详细的讨论。这个事实就是：观察者需要借助理论来进行观察。此处我想强调，这些理论必须是观察者的助手，而非他的主人。如果一个分析师相信某套理论在所有情况下都适用，他就会常常错误解析对方的反应，以至于为了顺从自己不可动摇的信念，他会把他们的抗议看作阻抗。尤其要强调的是，分析师解析的正确与否，依据患者接受分析的特定时刻而定。例如在分析俄狄浦斯移情的漫长过程中——即分析在移情中被重新调动的俄狄浦斯情结的漫长过程中——分析师只有把解析的焦点放在患者的乱伦欲望和死亡愿望，以及伴随这些冲动的众所周知的矛盾冲突，才能准确地起到担当被分析者的自体客体的作用。如果分析师试图绕开俄狄浦斯情结，并过早强迫患者面对导致形成俄狄浦斯情结的儿童期俄狄浦斯自体客体的失败，被分析者将感到被误解并进而回撤，这通过公开的阻抗或反对，或是经由最强烈的阻抗之一——表面的顺从——而表现出来。

自体心理学取向的分析师将会停留在移情的当下，只有在修通压抑的俄狄浦斯材料，看到愉悦的俄狄浦斯阶段开始，借助患者的移情经验儿童期被错误回应的自体客体的复活变得明显后，才会转移他的解释焦点。在移情的过渡阶段，患者在回到俄狄浦斯情结和迈向正常俄狄浦斯阶段的经验的尝试之间的犹豫摆动，对分析师共情性的觉察能力的要求特别高。在分析的这个阶段，分析师的职责是以三种不同方式进行回应，而它们分别适合于不同的时刻：（1）他必须意识到俄狄浦斯阶段开始出现，并用合适的语言和感情进行解析；（2）他必须意识到被分析者的回撤——在过渡阶段的早期出现得特别频繁；（3）他必须逐渐强调解释在上述两种经验间摆动的动力性因素——通过对当下移情的动力性解释以及对儿童期初始局面的起源学重构。

最终我们将自问，所有这些是否意味着自体心理学家所持有的关于俄狄浦斯情结的发生理论——即他认为俄狄浦斯情结是俄狄浦斯自体客体病理和病态反应所致的结构——在分析中面对俄狄浦斯情结经验的漫长阶段时，起不到任何作用？我的答案显然是否定的。毫无疑问，在有决定性的影响力的知识背景下，分析师对自体客体在俄狄浦斯神经官能症的致病作用的理解不仅让他在朝向正常俄狄浦斯阶段的转移一开始时就觉察到了，而且无形地影响了他的解析风格，这种影响甚至发生在修通过程的较早阶段。显然，认为驱力是儿童经验的中心的分析师——他与弗洛伊德所强调的一致，提到创伤在其中起作用的补充系列——对俄狄浦斯的解析，与那些把俄狄浦斯情结看作正常俄狄浦斯自体被破坏后碎裂的产物的分析师的解析，听起来是不同的（即使解析的内容可能是相同的。）

　　在此值得重复的是，无论分析师的理论多么正确，无论他是以多么开放的心态运用它们，在理解被分析者和向他进行解释时，他都无法避免多次犯错。不管分析师处理的是自恋性人格或行为障碍，或是那些传统上所谓的俄狄浦斯神经官能症的自体障碍，犯错的情况都会发生。在所有的案例中，正如我一再强调的，如果分析师意识到了对方的回撤，并以恰当的解析来回应他们，就不会造成伤害。这些错误构成了恰到好处的失败；我确信它们能被任何具备临床经验的研究者轻易地说清楚，因为它们在每一个优秀的分析中都会发生数百次。每个恰到好处的失败都会增强患者对发生在分析情景内外的共情失败的适应力。即每次恰到好处的挫折发生后，患者将获得最理想的、新的自体结构，已有的结构也会得到巩固。回过头来，无论这些发展是多么的细微，甚至分析师和患者都没有意识到这种结构的增长，但它们的确能提高患者的自尊水平。如我所说，我不会再举具体的临床案例，因为我相信读者的临床经验、我的同事们和我自己先前的临床文献，以及其他人未来的作品能够弥补这个缺失。但在我跳过临床案例时，为了支持我的假说，我将尝试将它放在一系列具有理论争议的背景下进行审视。

把焦点限制在理论的范围后，我必须立刻作进一步的限制。我无法广泛而系统地对照自体心理学提出的治愈理论和自布鲁尔和弗洛伊德开始的分析师们为了了解他们成败的本质和原因而提出的治愈理论。我把这个颇具野心的任务也留给其他人了，把自己的工作限制在厘清自体心理学治愈的定义，并且用不那么系统的方式在理论的领域内支持它。

我要开始论证那些自体心理学认为对精神分析的治愈有效的因素，当然，无论这些因素对自体心理学取向的心理学家多么重要，对于那些怀疑自体心理学的所有方面的分析师来说，它们又是无足轻重的。我认为我们可以宣称，自体心理学提出的精神分析治愈理论不仅与自体心理学的一般理论相一致，它的有关不同的精神病理的本质的观点也符合解释成人精神病理的发展原则。让我以两个简短的阐述来概括这两个理论——即精神病理本质的自体心理学理论和心理发展的自体心理学理论。(1)自体心理学认为，对于目前接受精神分析治疗的大量患者来说，[5]自体的缺陷（即自体容易处于破碎、虚弱、不和谐的状态）是其精神病理的本质。（2）自体心理学认为自体的病理状态起因于生命早期自体-自体客体过程的障碍，而这些过程在正常情况下本应建立一个健康的自体。必须补充的是，一个健康的自体——除非在经受最严重的创伤的情况下，例如被长期监禁在集中营或其他长期的非人性的经验——在其成熟的阶段，是一个不会轻易变得破碎、虚弱或不和谐的结构，即使出现这些状况也不会太严重，并／或持续太久。

催生健全自体-自体客体发展过程是什么？我们认为它分两步发生。首先，自体与它的自体客体之间必须有基本的协调（basic

intuneness）。其次，非创伤性的自体客体失败（失败的共情回应）一定会发生。我们把这种童年期自体客体失败的结果称作"恰到好处的挫折"。心理事件的这两个步骤在生命的早期不断重复出现，造成两个重要的结果：（1）通过被我称之为"转变内化作用"（transmuting internalization，Kohut，1971：49-50）的过程产生了结构（Kohut，1978b，1：137-138，248-249），（2）它为极其重要的自体 - 自体客体关系的改变提供了条件，即自体从以古老的自恋模式得到滋养［特别是与镜像自体客体的融合，与理想化自体客体的融合，以及孪生融合（例如与被经验为自体的复制品的自体客体相融合）］，逐渐转变成在大多数时候，[6]能够依靠由成人生活中的自体客体发散出的共情而存活。

为了从精神分析得到治疗，被分析者必须通过动员那些我们称之为自体客体移情的内在经验把分析师看作自体客体。可分析性（analyzability）——与其他形式的心理治疗的可接近性（accessibility）不同——取决于病人没有精神病——不论是明显的精神病还是我们称作"边缘"的被隐蔽的状态。[7]从另一个角度来看可分析性的问题，我们可以说患有冲突性神经官能症或自恋性人格或行为障碍的可接受分析的患者的自体——更准确地说，自体的残部——至少仍具备寻求可恰当回应的自体客体的潜力。自体的"残部"可能被压抑或是分裂了，但仍在寻找童年早期或是较晚阶段（如俄狄浦斯阶段）的能恰当回应的自体客体。关于后面这种可能性，我要补充的是，某些对自恋性人格障碍的成功分析的最后阶段会出现一个积极的欢快的俄狄浦斯阶段，这种情况说明患者在童年期根本未放弃追寻共情回应的俄狄浦斯自体客体。这种寻求在分析中被重新激活，并最终得到恰当的发展。[8]

因此，为了从精神分析得到治疗，被分析者必须能够在精神分析的情景中，通过对复苏了的童年期自体客体的转变内化作用，来调动成长需求，以建立自体结构。作为儿童心理结构的先驱（Kohut，1971：19n.），这些自体客体的功能（例如自尊的调节），在孩子长大后，他在家庭、朋友、工作环境以及他所属的团体的文化资源所构成的自体客体环境中，也会发挥出来。然而必须强调的是，在分析中被调动的转变内化治愈过程，虽然与生活在正常环境中的孩子的成熟过程类似，但并不完全相同。

为了比较儿童期建立结构的过程与分析治疗中相似的过程，让我们重新回到健康的儿童期建立结构的例子，我在早期的文章里引用过这个例子（Kohut，1978b，1：248-249），那时我想说明恰到好处的挫折与心理领域的稳定性之间的关系。这个领域一开始我指的是超我，后来我认为它其实是自体的理想极。我写道："如果孩子的谎话未被戳破，那么无所不知的理想化的客体就消失了。但这个全知会被一点一滴地向内投射到……超我的全知中。"（Kohut，1977：248-249）现在很明显地，虽然未被拆穿的谎话可能是建立结构的重要经验——"恰到好处的挫折"——对于那些因为谎话未被拆穿而发现家长并非是无所不知的，是不能看穿他的内心的孩子们来说，这些谎话的功能与针对患有可分析的自体障碍的成人的分析过程里未被拆穿的谎话的功能不同，重要性也不同。未被戳破的谎话的重要性在于让被分析者发现他对自己精神状态的了解和态度有时是好于分析师的，分析师不是无所不知的，他们的共情也可能出错，患者对自己的共情，[9]尤其是对童年经验的共情，往往更出色。

　　如上所述，虽然未被戳破的谎言对分析中自体结构的建立起不到重要的作用，但说谎有时在对患有自恋性人格障碍的患者进行的分析中起到特别的作用。成年患者增强自身自体的全部努力——通过说谎来宣示自己对自体的权利——在这里的意义，与孩子最初尽全力试图建立一个坚固的自体时，那些未被拆穿的谎言的意义有相似之处。通过关注自体心理学取向的分析师对这种被传统地定义为"行动化"（acting-out）的行为的回应，我们能展现自体心理学家在理论取向上的细微转变是如何导致技术上的变化的——在这里是用解析（至少是潜在的解析）的态度来代替面质的态度。

　　在分析的早期，常常在分析的第一部分，患者可能用一个容易被识破的谎言或是一些肤浅的伪装，甚至是公开的违规行为，例如试图在分析师的费用或是缴税之类的问题上进行欺骗来挑战分析师。我逐渐意识到，这些行为或许有重要的发展意义，我们不应对它们报以道德上的愤怒与拒绝。敏感的分析师，特别是那些自体心理学取向的，至少在一些例子里能看出，患者的谎话是一个宣示独立自体权力的初步测试，因此虽然他们不会从道德层面来宽恕这些谎话，但他们仍然能平静地接受这些谎言。在这个方面，他的态度不同于一般的分析师的态度。我知道有些分析师，或许是绝大多数深信分析的目的是扩展认知——用道德术语来说：即使惭愧、恐惧或内疚也要坦率——的分析师，不仅公开地、愤怒地指责病人说谎的行径（并认为病人说谎意味着他们抗拒讲述真实的自己），而且会骄傲地把这些回应告诉他的同事和学生，并以这种坚定不移的方法把对分析的阻抗消灭在萌芽阶段，这种状况我已见过很多次了。〔相对地，比较我对阻抗分析的正面例子的评论（1977：146-

151）〕。

　　我的一位患者，是四十岁的大学教授，来我这里接受分析——这之前十年，他曾经接受过一次我的分析，那次分析减缓了他的一些抑郁情况，但是他仍然对自己在人格和生活方式方面持续的限制感不满意——他打算推迟几个月付我费用，因为他在科罗拉多州买的房产需要首付，现在的时机很好，所以他很为难。我愿意让他推迟吗？我的回复——其实当时有些担心——只要我的财务状况允许，我就可以等。但是我补充道，虽然我知道他提出这个要求的背后的现实问题，但我不知道这里面是否还有别的因素。我说，或许以后我们会发现他的要求和我的答复对他而言有什么重要意义，但在当时我们却搞不清楚。

　　现在我不能拿出证据来证明此事对病人的意义的最终结论，以及此事的确为分析的成功开了个好头。在此我只想说，最终我确信，这个有很高道德感又过于刻板的患者，既不会借助诱惑我同意他的要求而导致我失职，也不会"行动化"童年期的那些特别的驱力欲望。他以表达自己愿望的这种方式开始了自己的分析，他希望这次的分析——或许与上次分析不同——是为了他自己而非分析师，即不是为了我才开始的。多年后我们知道了，购买房地产事实上重演了他早年的一个特殊情境：当他暂时离开家时，他就能释放自己，与一个构成其另我（alter ego）的朋友尽情享受幻想与创造的乐趣。在这段短短的时间里，他的创造性潜能暂时脱离了家里的沉闷限制。当他试图展示自己智力的天赋与强壮身体时，他那无趣的、让人产生罪恶感的母亲对此毫无反应，而他那个自私又希望得到他人关注的父亲只是不断地轻视与嘲弄他。他通过要求我支持他生活中的一项快乐活动来开始这次的分析，这等同于说，为了分析的成功，分析必须从重演童年期的情境开始，此时他的人格能够摆脱家庭的限制从而充分展示其潜力。

在前面提到的例子里，我们展示了自体心理学的观点是如何让分析师们拓展他们解析——即分析师的"最后手段"（ultima ratio）——的领域的，这种拓展得以让我们用恰当而正确的理解取代失当而错误的面质。为完整起见，我现在列举一个相反的例子。在这个例子中，自体心理学家使用的是分析的"最后的武力手段"（ultima ratio regum）的一个变种，即"面质"。我将详细说明，在分析情境中，面质的合理性只能源于它用得是否恰当：面质不是结局，而是通向理解和解析之路的守护者。以下的例子来自最近的一次分析。

我对这个患者的分析已经进行到第三年了，他是一家大学医院的精神科住院医生，我偶尔会去那所医院主持一些精神分析治疗理论和实践的研讨。他迟到了二十五分钟。他走进开着门的办公室，把皮夹克丢到椅子上，招呼也不打就一屁股坐到躺椅里。他迫不及待地开始飞快地说——他所说的让我感到受到一丝傲慢的挑衅——他又一次因为在高速公路上超速被拦下，本来警官考虑到他是医生只打算口头警告他一下，但他对这个病人的无理态度感到十分吃惊，因此给他开了一张很重的罚单。病人以一种毫无悔意的、愤怒的语气告诉我这些事情，并想起分析之前和接受分析的这些年来发生的类似事件，包括他像"飞出地狱的蝙蝠"一样驾车时造成的小事故——至今为止还没有特别严重的。我静静地听他滔滔不绝大倒苦水，但在大概五分钟后他停了下来，我极其严肃地告诉他我将对他进行至今为止在他的分析过程中最深层的解析。我可以感觉到他的诧异，这与我之前跟他讲的所有话都完全不同。在安静了几秒后，我非常坚定而又严肃地说："你是一个不折不扣的白痴。"又安静了几秒后，患者忽然放声大笑，笑声温暖而友善，同时整个人也在躺椅上放松下来。之后我用几分钟的时间表达了我对他的行为的担心，特别是他鲁莽驾车可能造成的破坏与自体损伤，以及他发脾气时的行为，包括攻击反应迟钝的店员等类似的行为。最后我说，当然我们需要了解他的过去，特别是他童年那些让他在某些情境下特别敏感而做出这些行为的因素，但首要的问题是：如果他因意外而受伤或死亡，我们就无法分析他的动机了。

既然我举这个例子是为了说明在何种情况下自体心理学取向的分析师（就像是传统理论取向的分析师在类似的情况下）会用到面质这个技术，我将不再详述这个案例后来的分析了。我只想说，在那次谈话的后半段和第二天的谈话中我们成功地分析了导致他自恋愤怒的事件。简言之，从动力性移情的水平上说，他愤怒的是我没有回应他在住院医生讨论会上的发言，却回应了其他住院医生的讨论。从起源学的水平上来说，他联想到了那些带有强烈情绪的往事，即他的父亲回应了他的哥哥（如，两人一起到地下室用工具工作），而他却被留给母亲照顾。实际上，患者是个天才儿童，有着极其聪明的头脑，这让父亲疏远他。让患者伤心的是他总是被排除在男人们的圈子之外，尤其是他父亲和哥哥形成的圈子。

前面这些离题的讨论是为了说明，在某些情况下（a）自体心理学理论所拓展的领域可以让精神分析师继续运用基本的分析治疗工具（解析），如果没有自体心理学的指导，他可能会不得不使用一种次级工具（面质），以及（b）在需要限制患者的危险行为并控制他的"行动化"时，自体心理学理论不会阻止分析师面质患者。现在我们回到对精神分析治愈的审视上。在此，我想重申，虽然自体心理学用于分析治疗的工具与传统精神分析的工具相同（解析，以及随后在节制氛围里的修通），自体心理学不但对解析和修通的结果，也对解析和修通在分析过程中的作用，与传统观点有不同的看法。简言之，我们认为虽然旧的精神分析治疗理论在其参考框架下是正确的，但仍旧是不完整的。重复一次，从与古老自体客体以古老的方式融合，到自体与自体客体间共情回应的联系的建立，这个过程通常伴随着意识的扩展（即据心理图式理论所指的"进入意识"）以及自我领域的扩展（据弗洛伊德的心理机制理论）——次级过程（特别是口头思考和以言语表现[10]）的地位逐渐优于初级过程（即各种退化水平上的前意识和意识的言语意象和幻想）（Freud，1900，1953，5：548）。但是虽然意识和言语洞察的扩展常在成功分析的后期出现，但情况并不总是这样。被分析者变得容易被安抚（例如朋友无言地环住他的肩膀时），他新获得的或被重新点燃的感受音乐的振奋性的能力，他感受到自己与所属团体有更强的一致感，他愉快地展示自己的创新产品，获得自体客体赞赏的能力被解放了出来——所有这些结果都来自对自恋性人格障碍或行为障碍患者的成功分析。这些结果表示，病人之前依赖的由古老融合状态所带来的安全感已经被另一种安全感所超越，新的安全感来自围绕在他周围的人性环境以及生活现实中的人性支持的共鸣。

当外在现实缺乏切实的自体客体时，个体通过视觉意象建立自体客体替代品的自由程度，在评估分析的成败时也应该考虑在内。这个假设是自体心理学从自我心理学的"退化是为自我服务"的原则改良而成的，它的应用范围应该超越分析情境。一方面，它认为某些幻想的产生是积极的。这些幻想包括（1）有些人在被隔离监禁时会有被镜像自体客体陪伴的幻想，这个可以保护他们的人格免遭持久性的破坏（Miller，1962；Modell，1958）；（2）理想化的上帝幻象能给某些人以卓越的勇气，在缺少支持性团体的鼓励甚至必须面对几乎是全社会的谴责的情况下，仍然能够做他应该做的事情（如 Franz Jagerstatter 那样独自对抗纳粹的烈士，Zahn，1964）。这个假设也指出（3）对艺术和宗教的地位和作用可以正向地评价（Kohut，1978a），这与古典精神分析不同（比较 Freud，1908，1953，vol. 9，1927，1953，vol. 21，以及 Bingswanger，1956：115）。

总之，对于一个成功的分析来说，被分析者早先的对古老自体客体的古老需求被共情性共鸣（empathic resonance）（成人生活中安全感的主要来源）的经验所超越。这期间，不断加强的表达能力，扩展的洞察力，自我功能的自主性的强化，不断增强的冲动控制能力，都可能随之发生，但它们并非治愈的本质。治疗成功源于自体被分析过程的动力所推动，被分析者能够在自体客体移情中重新激活在童年期被抛弃的自体的需求。在分析情境中，这些被重新激活的需求保持活跃，并被一次次地暴露在恰到好处的挫折的变动下，直到患者获得能够凭借环境中的自体客体环境而支持自体的可靠能力。也就是说，根据自体心理学的观点，精神分析治愈的本质是患者掌握了新的能够发现和寻找恰当自体客体的能力——包括镜像的和理想化的自体客体——只要它们存在于他的现实环境里并一直支持他。[11]

那么什么是结构的形成呢？是否以自体结构取代自体客体就是心理

健康，从而也是精神分析治愈的本质呢？如果我的答案必须是"是"或"否"的话，那么我的答案是否定的。如果我回答"是"——这比较符合传统精神分析的看法——代表了经验科学家的态度被道德家的态度取代了。的确，精神结构是在精神分析中获得的，同时自体也变得更坚固了。但是这种增加的稳固性并不能让自体独立于自体客体，它只是增加了自体依靠自体客体生存的能力，包括选择自体客体的自由度的提高。当然，如果一个人在好的自体客体环境中长大，那么在他之后的生活中他将幸运地拥有一个自信的内核，这个内核伴随有核心的抱负、价值和目标。但是光靠这些内在资源是不够的。就如同我们必须拥有一个健康的生理机制来利用环绕在我们四周的氧气，但离开氧气我们无法生存，我们一方面必须拥有可资利用的核心的自尊和野心，另一方面也要有核心的理想和目标，以寻找镜像自体客体并用它们对我们的回应来滋养我们，也才能寻找理想化的自体客体并以我们从它们那里感受到的热情来鼓舞自己。分析师对患者的持久而不懈的理解努力导致了两个与儿童的正常发展类似的结果：（1）分析师的偶然失败构成的恰到好处的挫折，促使自体结构的形成；（2）他充分而持续的了解使患者逐渐意识到，与他童年期的经验不同，在这个世界确实存在共情共鸣的支持性回应。

某些不怀好意的人会得意地告诉我，上一段叙述让我露出了马脚，表明我也相信"矫正性的情绪经验"的治疗效果，并把这些经验与精神分析等同起来。对此我的回答是：就算是吧。我认为，如果我们把"矫正性的情绪经验"这个概念看做是精神分析治疗这个多面体的一个单独的方面的话，那它是很有价值的。这个合理的概念被贬抑是因为它的提出者弗朗茨·亚历山大（Franz Alexander）将它用在他所认为的"简快分析"中了，即以通过让患者面对分析师扮演的与患者的移情期待相反的角色——相反于童年期患者父母对他的创伤行为——来取代移情的修通。很遗憾，这个完美有用的术语由于这个无法否认的由联想带来的瑕疵而有了污点，因为它让人联想到了亚历山大时代的"简短精神分析"。然而，无论最终我们用什么名字来称呼它，这个概念——不考虑它的出处带给它的虚假意义——是有价值的，我们不应因为对它的合理使用而感到害羞。

　　无论如何，不论我们是否愿意把病人逐渐认识到"在这个世界上确实存在共情共鸣的支持性回应"的过程称作"矫正性的情绪经验"，这个认识过程不会促使病人永远依附分析师。被中断的成熟动机，在童年期被阻碍的成熟动机，将在分析中以自体客体移情的形式重新激活，重新开始这个成熟过程。分析师会维持这个指向建立、巩固和维持有活力的自体的基本动力，让成人通过恰当的回应，即非批判性的动力的（移情）解析和发展意义上的重构来建立一个有活力的自体。而分析师恰当的理解、恰到好处的偶然误解，将会促使患者建立他的内部结构，并得到自体客体更广泛的支持、稳固和维持。因此，在不被分析师推走的情况下——无论是想要快些结束，还是面对不可更改的结束日期——患者将自然地从分析情境外获得越来越多样的自体客体支持，从而过渡到新的支持模式。

第六章　精神分析的疗效：自体心理学对治疗进程的重估

分析师的态度，分析的气氛与治愈理论

我们已经用自体心理学的理论解释了自恋性人格和行为障碍（即，狭义的可分析的自体障碍）的分析治疗过程，现在我们必须把我们的分析治疗理论及其相关的治疗过程与传统分析（包括精神分析的自我心理学）的类似理论和治疗过程进行比较。对于这个任务，我们需要努力完成以下三个目标：（1）我们要厘清自体心理学对自恋性人格和行为障碍的治疗取向在本质上是否与传统分析（包括精神分析的自我心理学）不同。（2）考虑到我们甚至认为神经官能症——即弗洛伊德所谓的"移情性神经官能症"——是自体障碍的一种特殊变种，即，广义地说，它是可分析的自体障碍，我们想要确认自体心理学的方法是否也适用于对这些状况的分析。（3）我们希望能够解释为什么不同理论取向的心理分析师都成功治疗了很多病患，甚至是那些患有狭义的可分析的精神障碍（即自恋性人格或行为障碍）的患者。如果我们有关治疗过程的理

论是正确的，那么他们怎么能在不赞成自体心理学理论的情况下获得成功？为什么他们能在没有自体心理学经过这十五年的研究得到的原则的帮助的情况下取得成功？

考虑到这三个问题涉及的范围互相有大量重叠，在以下的绝大部分中我不会对它们分开进行讨论。我希望虽然我不去系统地分别予以关注，但我的思考最终能够成功地解答这三个问题。

自体心理学对自恋性人格和行为障碍的治疗方式与其他精神分析师对待患者的现行方式有所不同吗？由于分析师们使用的技术以及在分析中所营造的氛围都极其不同，对这个问题很难给出明确的答案。原则上，自体心理学对待患有可分析的自体障碍的患者的方式与传统精神分析对待可分析的患者的方式是相同的。然而，对于这个概括性的陈述，我们必须补充两点。

第一点是，无论患者由于在童年期无法获得自体客体的感情而遭受的创伤有多严重，我不会据此对患者加以区别对待。总的来说，我相信自体心理学家会采用较放松的治疗方式，较易与他们的患者相处，较少怀疑自己在患者需要时能够提供情绪支持，通常来讲（比较而言）在行为上表现得不像大多数分析师那样保守。这个想法来自过去十年来督导我的同事们进行精神分析时的观察。如我之前所示——不论这种差异是否真的存在，还是如某些人所坚持认为的那样，认为我得出理论基础的样本有所偏颇以致无法支持我的观点——在我看来，心理学家的整体行为以及他们对待患者的态度与那些被频繁争论的观点（这些观点决定了分析师忠实于哪种精神分析技术）之间并没有明显的相关。因此，我将毫不犹豫地承认，这种态度的差异，如果它确实存在的话，绝不是普遍存在的，必然还有大量不受自体心理学的发现影响的分析师，与大多数的自体心理学家一样，他们也很容易与患者相处。进而，一定也有不少自体心理学的分析师，不论是因为他们的人格组成，还是他们对医患关系的一般信念或是他们对分析师与患者恰当行为模式的特殊信念，使得他们对患者的态度和行为仍符合许多传统分析师所支持的刻板模式。[1]

现在我们开始讨论另一个更为重要之点。如果自体心理学家处理精神分析情景的方式和所运用的分析技术在原则上与古典模式没有差别，我们如何去解释这样的事实：不考虑之前提到的例外情况，如果分析师的感知并不仅限于驱力 - 防御 - 冲突的模式，而是用自体心理学的概念扩展了他的感知，特别是对自恋性人格障碍的患者的感知，那么分析师对待患者的态度会较为轻松，分析氛围会比较放松，分析师也较容易对患者提供情绪性支持。我的回答是，自体心理学家更为放松的状态、能更加自由地以深层次的理解和共鸣性的情感来回应对方、治疗氛围的更加平静以及更加友善，不是因为自体心理学家更多地运用共情，也不是他们比其他非自体心理学的同行"更加能与患者共情"，而是源于自体心理学理论上的扩展所带来的共情范畴（scope of empathy）的扩展。

共情的最佳定义——与我对共情的简明扼要的科学定义"替代性内省"（Kohut，1978b，1：205-232）相似——是一种能够思考和感受他人内心生活的能力。我们毕生都有能力去经验别人的经验，虽然准确地说这种能力通常会逐渐减弱。在正常环境下，这种能力会以一种特殊的方式转变，这种转变方式虽有个体差异但总体来看仍是可以预测的。在生命的早期，婴儿以共情方式感知到的环境似乎充满了他人的情绪。换言之，这种共情泛滥的情况与大多数成人对他人经验的浅尝辄止相反，也不同于深层心理学家对共情的某种科学应用。从生命发端开始——分析情景也包括在内——个体需要的是暴露在稀释了的共情环境下，而非完全包围着的共情环境。婴儿感到焦虑时，母亲会经验到孩子的焦虑，她会把他抱在怀里。随之，婴儿感到被了解与安慰，因为母亲经验到的共情信号并非婴儿全部的焦虑而只是消减了的部分。如果母亲的共情能力仍然停留在婴儿阶段，即如果她倾向于因孩子的焦虑而感到惊恐，那么一系列的坏事情便相继发生。她可能长期地把婴儿的焦虑隔绝在外，这就剥夺了婴儿与她融合并从她的这种由体验到轻微焦虑到恢复平静的过程中受益的机会。或者，她可能持续以恐慌来回应，此时会出现两种负面后果：这为孩子终生无法控制焦虑或其他情感的蔓延打下了基础，或者使孩子不得不把自己隔绝在这种因过度剧烈而具有创伤性的共情回应之外，她的不可控的共情性共鸣使孩子的心理组织变得贫瘠，使得孩子们长大后无法与自己共情，也无法经验他人的经验，从本质上来说，无法成为一个完整的人。

从以上的思考可知，运用共情来收集真实资料的能力，特别是在科学深层心理学的领域，会因许多因素而大相径庭。这些因素，包括生理机制，尤其是童年经验，值得更多的细致研究。然而，在一般范围里，共情能力的不同对于个体最终能否成为一名深层心理学家并不具有决定性的重要作用，就如同在一般范围里，一个具有更敏锐视觉的人，也不会在其方法学包含视觉技术的科学分支里更加如鱼得水（如需要使用显微镜的组织学和组织病理学）。换句话说——此处我只想强调过去我所说过的（Kohut，1980：485-486）——我们必须避免对共情的神话，共情是一种不可替代的但绝非可靠的深层心理学的工具。共情并非上帝赐予少数人的礼物。对于普通人来说，共情能力的差异来自学习和训练，而非天赋。必须承认，这些思考，如我早些时候所说的，并不适用于那些共情能力超出（或不足）一般范围的人。出于不同的原因，一些人的确严重受困于无法感知他人的内心生活（Kohut，1971：301-307），相反的，在这个序列的另一端，有些人的共情能力或许是非比寻常的。

自体心理学取向的分析师对患者自体病理各方面的更好的理解力，并非源于某种天赋，也不是某种新的共情。[2]这种能力增加的原因在于一个并不太明显的事实，即分析师对理论掌握程度的增加，这虽然不能改变他的基本共情能力，但扩展了观察工具的潜在应用范围。换句话说，借助自体心理学理论，自体心理学家能够共情地感知那些原本不会被他注意的事物。尤其是新的理论可以让他了解他不只是患者驱力欲望的目标，也是他们自体客体需求的对象。一旦自体心理学理论使得分析师把分析性共情关注于患者早先受到阻碍但现今被重新激活的自体客体需求上——假设患者提供的资料证实了在移情中所调动的是自体客体需求而非其本能的欲望——他就能以一种宽容的方式解释这些需求（以及挫折），即他把它们解释为未在童年期得到回应因而被隐藏了起来的基本需求，它们在移情中的重新激活是可喜的现象。亦即，自体心理学取向的分析师认识到这些需求的重新调动是一种正向的分析性的发展，是一种积极成果。因此他知道，排斥它们是一种错误，不论是把它们解析成一种不受欢迎的防御方式（试图逃避面对由焦虑和罪恶引发的攻击和性驱力欲望所带来的痛苦），还是解析成过时的、应被现实原则和成人道德规范加以反对的驱力 - 享乐欲。

我想用不久前刚发表的《对 Z 先生的两次分析》（The Two

Analysis of Mr. Z., 1979）来说明态度与氛围的变化如何与自体心理学的理论领域扩展有关。对比在两次分析中我采用的向患者传达我对其内心生活的理解的明显不同的方式，你可以清楚地发现分析中氛围的变化。据我自己的判断——在此很难完全客观——我在那篇论文中并未意识到自己要表明，在第一次分析里我的沟通在很大程度上加入了现实道德原则，因而偶尔会掺杂些许教训的意思。但事实的确如此，我的很多同事就是把注意力放在我的报告的这一点上。我发表《对 Z 先生的两次分析》的目的其实是想阐明理论上的转变——即从关注有缺陷的精神功能（faulty psychic function）转到关注引发这种功能缺失的精神结构缺陷（faulty psychic structure）[3]——是如何使我帮助患者在第二次分析中较之第一次分析获得更多的生活的热情和愉悦。我并不想夸大或是突显这两次分析中的态度和氛围的区别。

同行们对我对 Z 先生的态度的评论分为两个阵营：（1）充满敌意的一方，他们声称第一个分析做得很差，甚至说我是反移情的受害者；（2）友善的一方，他们批评我表现得比我自己应有的——以他们的观点来说——更有道德感。我要补充一点，这个友善的一方通过引用我在1957 年报告的一个临床案例来支持他们的观点（Kohut，1978b，1：233-253），这个案例发生于我对 Z 先生的初次分析很久之前。这些批评指出，我当时对患者的态度并没有显示出像后来那样的教导成分。我后来的分析理论被他们认为是误入歧途的，是拙劣的技术，是反移情，或者至少是偏颇的（例如认为在"对 Z 先生的两次分析"中我刻意宣传了自体心理学家更人性这一说法）。

我认为这些批评没有一个是成立的——至少无法证明我在这个案例

报告中所传达的根本信息是错的。在接下来的部分，我将逐一回应三类主要的批评——"拙劣技术"的批评、"反移情"的批评，以及"宣传"的批评。

我对 Z 先生的第一次分析行为被传统分析师批判为拙劣技术，这种说法准确吗？虽然我不认为这个问题有简单明了的答案，但从我对当代盛行的实践及观点的整体评估，我倾向于认为答案是否定的。首先，我认为有许多分析师仍会认为我的技术是完全正确的。如果他们得到一些细节的话，他们就会说他们已经做过的和将要做的分析方法与我对 Z 先生第一次分析中使用的方法相同。我也要指出，当我"持续且越来越坚定地拒绝他的自恋态度、自恋期望与自恋需求的重新激活"，并告诉 Z 先生"他的阻抗使其避免自己面对那些与男性自信、男性竞争有关的更深层的和强烈的恐惧"时，这种解析所带给他的压力在这个为期四年的分析的早期并未出现，而是出现在最后几年，即在我们修通了他的自恋（后来我发现这是他的防御式的自恋）和他对母亲的依恋和幼稚化（后来我发现这也是他的防御）很长一段时间后。最后，要提醒大家的是，我的这些努力所获得的回馈是患者陈述的一个直白的俄狄浦斯梦境，最终这个梦引导我们解决了他基本的俄狄浦斯神经官能症。

但是，难道就没有分析师可以自信地说他们自己能够在一开始就采用类似于我第二次分析 Z 先生时所使用的方式吗？这个问题也难以斩钉截铁地作出回答，但我大体上倾向于给出比较明确的回复。很多分析师多年来对许多问题（包括分析技术）产生了一系列尚未成熟的新看法，它们有异于传统的教条。我毫不怀疑，我的一些同事们会直觉地走上一条与当代自体心理学在清晰、明确的理论指导下坚定地前行着的相同道路。

　　然而，在这些相关因素都被考虑过后，我必须补充一个关键问题，即有关 Z 先生在初次分析时做过的父亲复活的梦。我的那些宣称自己能在第一次分析时就会使用我在第二次分析时所用方法的批评者们真的能辨识出这个梦是一个自体状态的梦，它反映了孩子对双亲的需求以建立精神结构？换句话说，他们能意识到患者试图关闭那扇他父亲打开的门并非因为阉割焦虑，而是因为绝望地想要避免一种创伤情境，这个情境威胁到了患者在面对需要满足时的自体的整合——它需要很多年方能完成（Kohut，1978b，1：229-238）吗？我想他们不能。我相信解析这个梦所要求的转变——以理论的转变为基础的技术转变——当时尚未出现，甚至现在那些宣称自己的分析氛围总是轻松的和感情开放的分析师也是无法做到的。我相信，即使现在，我的批评者对于从关注有缺陷的精神功能到关注有缺陷的精神结构的必要转变的关键意义仍然是不清楚的：从他们中没有一个人提出这点就能看出。

　　那么那个关于我是反移情的受害者的说法呢？尤其是在第一次分析的最后我对 Z 先生的态度非常严厉，因为他让我感到愤怒，而这愤怒的原因我没意识到吗？我曾经仔细思考过这个可能性，并在内心寻找任何导致反移情的动机，甚至将这个概念的范围扩大来寻找。在反思后我必须承认，我对 Z 先生的态度，尤其是在第一次分析的最后阶段的态度，或许能够被贴上这个标签。但是如果我不坦白承认，这种态度是大多数分析师的态度——一个长期存在而被合理化的态度——那么我就无法揭示后来我所意识到的事情。在应用我从对 Z 先生的早期工作中学到的教训来分析我同事们长期建立的这种态度之前，让我先来谈谈我自己。

如我之前所说的（Kohut，1978b，2：663-684，931-938），在我的职业生涯中，我一直严格尊奉经典精神分析的教诲以及与理论相关的技术规则。因此，让我承认我正在以一个不同于传统的方式来探寻精神世界是不容易的。在我数十年的临床实践中，我最常做的与那些声称他们不需要自体心理学指导的分析师们做过的，且仍将继续做的事情都是一样的：把理论放在一边，实践放在另一边。在教学中，我一个劲儿地讨论自我心理学，把它描述得似乎与我在实践中所做的相一致。很显然，大部分时间里这样做是行得通的——我会在下文中重提我在 1957 年做的案例报告——虽然很明显地总是带有压力和疑惑。但是当我第一次分析 Z 先生时，情况不同了。最终我不知不觉地站到了一个必须坦诚面对自己的关口上，如果想要让分析与我眼里的 Z 先生的精神问题相符合，那么不论是在理论层面还是实践层面，精神分析的重心都需要一个决定性的转变——不论在咨询室内还是室外。其后我把多年时间放在从事行政工作（这些行政工作根本不适合我）上以试图逃避这个困境。但是当我卸下这些耗时的、让我没有时间思考和写作的组织工作后，我依稀地意识到，从某种程度来说，这种外在的延迟变得不那么具有限制性了，我能够自由地表达我的思想了。我知道最终还是要完成对 Z 先生的分析。确切地说，这个分析的结束阶段正好发生在我第一次试图以组织和行政工作来逃避内心冲突之时。

说了这么多之后，我相信任何敏感的分析师都能理解我为什么如此"执著于"要求让 Z 先生面对他的俄狄浦斯情结；我为什么逐渐强硬地拒绝他的自恋态度、期望和要求的重新激活。Z 先生，正如我在第二次分析中才清楚看出来的，像贯穿我职业生涯的其他患者一样质疑我，并认为自己的需求是基本的、真实的而不是一种防御。但是鉴于之前我默默地与已有的理论和技术妥协（见 1957 年的报告），我当时格外地需要质疑自己的一种冲动。这个冲动要求我坚信那些我真正看到的东西，以及我在其中所使用的方法。它提醒我不仅要坚持自己在临床上的新观点，也要克服第三种阻抗（Kohut，1978b，2：589-614），从而"借助仔细挑选，定义明确的术语来表达自体心理学的新发现，并与更广泛的科学界来讨论这些发现，从而将它们提升至一个更普遍的层次"（美国精神分析协会科学活动特别委员会会议记录，引用自 Kohut，1980：592-593）。

　　然而，在承认我对 Z 先生的第一轮分析失败的主要原因在于情绪背景之后，如果我留给大家的印象是，我在情绪上强烈抗拒这种导致第一次分析失败无法获得永久治愈的决定性因素的新的洞识——这个洞识我在 1966 年才开始与"更广泛的科学界"沟通——我就不会陈述我亲眼所见的事实。另有两个情形也要考虑进来：（1）一些其他的分析师——包括一些我极其尊重的同事——在对 Z 先生分析的后期也会以同样的立场回应；（2）Z 先生在第一轮分析中的临床表现，至少看上去完全不同于（举例来说）我在 1957 年的临床报告中描述的个案，而 Z 先生的表现似乎证明了我所采纳的解释立场的正确性。换句话说，Z 先生在第一次分析中的表现完全符合传统取向里的以俄狄浦斯情结作为中心病理的神经官能症。我相信从 Z 先生父亲闯入的梦境——包括显梦的内容和个案的联想——可以看出，分析越来越明显地聚焦于俄狄浦斯主题，尤其集中在与父亲的主动竞争和向他被动屈服之间的驱力冲突。由自体客体获得结构的需求被性欲化了（Kohut，1978b，1：71-73），由此引发的阻抗，虽然在表面上针对的是原始的驱力欲望，但实际上针对的是患者的发展需求被性欲化而带来的创伤性紧张，可是我能因为这些我后来才知道的事情而责怪自己吗？我真的该为没有克服对 Z 先生的反向移情而责备自己吗？或者，我的"反移情"其实是被一种不得不在科学上做出变革的现实所驱使——这个变革，就像我已经隐约地感觉到的那样，会引起我的同事们的强烈反对，并需要动用我余生所有的情感和智力资源？我确信是第二种情况。

最后，我必须回应另一个批评，即对 Z 先生的两次分析中气氛的对比——这个对比从我对两次分析的描述中很明显地折射出来——并非真实存在的，只不过是一种宣传。相信这种观点的批评者认为，我对比这两次分析的气氛的目的，在于显示受益于自体心理学理论的分析师更有善心、人性和同情心，而其实对 Z 先生的这两次分析，反映的是同一个分析师在其职业生涯两个不同阶段的情况。对于这个指责，我将提出两个反驳点。针对这个案例而言，我关注的焦点在于理论的转变：通过把注意焦点从驱力的变动向自体的变动转移，注意的焦点也就从冲突转向了结构。就我记忆所及，在我写这篇报告时，分析情境的气氛从来不是我注意力的焦点所在。那种指责我在陈述第一次分析时夸大了自己的"强硬"以证实我的观点的说法是错误的，即使我曾有意识地强调分析中的某些特点以表达我的观点，我觉得这也无可指责。

无论多么真实地呈现，通过多么有技巧的伪装来保护患者并保存关键的临床内容，这些精神分析的案例报告永远不可能证实一种理论。案例报告——更不用说我常在文章中使用的案例简史——只能作为一些例证；它们是专业团体内部的一种特别的沟通方式，临床研究者用这种方式向他的同事们厘清一些科学资料。即使同行们能够掌握这些信息的意义，关键仍然在于他们是否能在自己的工作中运用。如我之前解释的那样（Kohut，1978b，1：140-170），精神分析领域里对新假设的临床 - 实验支持只能来自临床工作者对新理论的使用，他们尽可能地抛弃预设的观念，搁置怀疑，长时间的对不同患者应用新理论，直到形成自己的结论。因此，回到"宣传"是否扭曲了我对 Z 先生两次分析的陈述这个问题时，我只能回答——借用一个比喻来说，被完好归还的水壶在人们刚借到时就是破的——据我所知，在《对 Z 先生的两次分析》中，我并没有夸大或扭曲对分析气氛的描述，即使我曾根据它们的原本情况强调了自己行为中的某些特点以使我的观点更清楚，我没发现这种做法会破坏科学沟通。

尽管在 Z 先生的个案中，我并未特意聚焦在分析师的态度和分析氛围，我的确相信自体心理学拓展了的理解导致了分析师的态度和分析氛围的变化（Wolf，1976）。尤其是，自体心理学形成的态度和氛围，不同于传统分析，因为分析家把自恋需求看成原发性（而不是反应现象的）的防御和驱力的显现（特别是患者的愤怒）而非一种被动的现象。自体心理学拓展了的理解的确给以自体心理学为指导的分析师提供了一些接纳性的信条，而那些认为自恋需求应该被当作逃避或者固着于婴儿式满足而加以拒绝的分析师的解析，一定倾向于带有拒绝和禁绝的痕迹。换一种说法：当罹患自恋性人格和行为障碍的患者在自体心理学的框架下接受分析，他们感受到的是一种更为友善、更为轻松的气氛，源于他们的自恋需求和自恋移情需求被理解成朝向成熟的试探性举措。

同样的观点也可应用于自恋性人格和行为障碍里的性欲及攻击驱力

的表现。如果分析师认为在患者移情中出现的婴儿式的性欲和攻击根本上源于被重新激活的原发的婴儿式驱力，他们的回应方式就会不同于那些认为在移情中出现的这些性欲和攻击是次发的症状表现，并把发育不良的自体看作原发障碍的所在的分析师。不管分析师的同情和敏锐能让他们的态度软化到什么程度，以自恋移情是防御这个理论来解析朝向他们的婴儿式引诱和攻击行为，将或多或少地被患者体验为挑剔和非难。相反的，那些认为婴儿式引诱和攻击行为是自体客体移情受到干扰的表现（即他和患者之间的共情联结的破裂）的自体心理学取向的分析师，在确定了自己在这种干扰中的作用后，就能够向患者解释这种婴儿式驱力的出现是自体 - 自体客体联结破裂的结果，患者感到在这种解释里自己是被接纳的，并有利于自己的发展。因此这些就是我们从对 Z 先生的两次分析中学到的。这个个案不仅强调了理论的转变会使分析师看到新的临床结构（clinical configuration），更显出分析师对自体客体移情的理解是如何通过被新的理论框架扩展了的共情而影响到他对临床资料的处理的。

理解、解释，以及错误的解析对治疗的影响

现在让我们转变询问的方向，回到我早先提出的问题上。如果俄狄浦斯神经官能症被定义为特殊的自体障碍，即是由俄狄浦斯发展阶段童年环境的自体客体功能缺陷引发的，那么自体心理学特殊的治疗方法是否适用于对这些障碍的分析呢？

要肯定地回答这个问题并非易事。当然，即使我们不能全面地回答

这个问题，也可以尝试厘清某些基本争论。让我先陈述我的信念——这对于那些既熟悉传统精神分析的治疗方法又熟悉自体心理学取向的分析的治疗方法的分析师来说并不奇怪——很多分析师长久以来所做的，包括那些他们依靠传统技术取得的成功，实际上都能在自体心理学的概念框架下得到很好的解释。换言之，虽然指导分析师评估患者心理病理以及理解治疗过程的理论可能有错误，但依靠特定的分析情境和分析师对患者的可靠回应，也能够获得好的——即使不是最好的——治疗结果。

让我通过一个例子来说明我的意思。多年之前，在一个国际会议的非正式工作坊上，在发表正在进行的分析治疗时，一位来自拉丁美洲的分析师报告说，在某次谈话结束时她告诉她的患者她会在近期取消一次会面。当患者再来时，显得沉默而退缩，对分析师鼓励她说出自己的感受也无动于衷。最后分析师以一种明显的温暖而理解的语调对她说，她感到自己即将离开的宣告决定性地改变了患者对她的基本看法。分析师说，之前她是好的、温暖的、哺育的乳房，但是现在她变成了坏的、冷酷的、不能哺育的乳房。她补充说，患者已经对她这个坏乳房产生了强烈的虐待狂式的暴怒（sadistic rage）：患者想把分析师撕碎，但为了抵抗这些咬和撕碎的冲动，患者抑制了自己的活动，特别是口腔的活动（即，通过"咬"字来说话）。让我惊讶的是，对患者心理状态的这种牵强的解析竟然引发患者非常好的回应。她开始更自如地谈论，说她现在意识到自从上次会谈后她的咀嚼肌非常紧张，也能说出一些对分析师的"撕咬"幻想以及言语责备，在谈话结束时她再次与分析师和好了。因此分析师和患者都欣然同意，分析师已经恢复为经历这个短暂干扰前的好乳房了。

虽然我选择解释这个案例的理论碰巧属于精神分析中一个特殊而著名的学派——克莱因学派，特别是克莱因学派的拉丁美洲分支——但我并不打算借此批评这个学派。如果分析师告诉患者，她退缩是因为她把分析师取消会面体验为母亲为与父亲性交而把房门锁上抛弃她，问题的重点同样如此。为完整起见，我需要补充说明一下，如果分析师在回应中用的是自体心理学中有关自恋性人格障碍的术语，上述说法依然是真实的。例如，分析师可以说患者此时的自尊遭到贬低，就像是在其童年期，她冷酷而有距离感的母亲突然辞退了那个友好的允许她在厨房帮忙并对她赞赏有加的厨师时，她因为失去支撑自体的自体客体而体验到空虚、枯竭和缺乏活力。我想说的重点不仅在于，在所有这些案例里，患者或许都感到被理解了，我更想强调的是，在所有这些案例里，患者觉得自己被理解的感受与事实并不冲突。

熟悉我观点的读者，不会因为我上面的论述而怀疑我是一个反对精神分析理论教条的彻底的虚无主义者，不管是贴近还是远离经验的。我确实不是一个虚无主义者。甚至，我相信上述三种解析中有一种最接近事实，虽然就我对此患者的了解我无法决定最接近的是哪一种。但这并非此处要讨论的主题。就此案例来说，不论以俄狄浦斯驱力 - 冲突心理学做分析重构，还是以被原始地感知到和本能地贯注的古老客体经验的发生 - 动力学理论做分析重构，或以自体客体及其变迁为重点的自体心理学做分析重构，我们面对的，都不是哪一种更正确的问题。事实上，这三种解析都不怎么切题。它们是"野蛮精神分析"（wild analysis）的例子，因为它们并非来自分析师对患者的长久共情，也没有遵守一个有效的规则：用传统的说法就是，在进入精神的深层次和过去经验之前，解析必须先关注心理的表层，或是以自体心理学的术语来说，在一个对患者自体的精确解析和重构之前，必须先有一个精确的对患者的了解的阶段。但是，需要再次声明的是，我在本文中并不是要解释在这个例子中分析师错在何处，相反的，我要说的是她为什么对。格罗夫（Glover）在讨论他所谓的"不正确的"解析的治疗效果的著名文章里（Glover，1931）的结论是，在这些案例中患者通常意义上的易受暗示性导致了解析的虚假成功（pseudosuccesses）。遗憾的是，在此我必须承认，虽然他是我的精神分析成长之路上的英雄之一，除弗洛伊德之外，我从他的作品里获益良多，但我几乎完全不同意这个观点。换句话说，我认为因为患者的易受暗示性就否定他们对咨询师的积极反应，是一种错误。[4]

我在分析生涯中学到这样一堂课，也就是，患者告诉我的可能是正确的——很多次我认为我是对的而我的患者是错的，但往往事实上，经过长期的探索后发现，我的正确是表面的而他们的正确是深层的。

这些想法对于我们此处讨论的案例有什么意义呢？如果患者积极地回应分析师的解析——即她经历了从好乳房向坏乳房的转变——那么有没有可能，即便这种解析的内容是错误的，但解析本身仍然是正确的呢？我认为有这种可能。我相信，解析的正确与否取决于对于患者来说它的本质信息是什么。它的特定内容实际上不很重要，应当被当作传递本质意义的媒介。

这是什么意思？传递给患者的信息是易于理解的。不论表达信息的模式是什么，对于患者来说分析师想要说的无非是：你对会面被取消一事感到深深的焦虑。我相信，这个简单但是充满人性化的信息在患者听来充满了人性的温暖——不论它说的是坏乳房的古老经验的移情的重新激活，还是对因为被赶出父母卧室而造成创伤性的力比多冲动受阻的移情的反复，又或者是对在突然失去支持自己的镜像自体客体后自尊严重受损的移情的重复。从反面来说，如果分析师不能把自己对患者不幸状态的正确共情以恰当的方式——如合适的语言、语调，以及其他许多我们不太了解的沟通方法包括身体动作或轻微的身体气味等——传递给患者的话，那么她可能在说出同样的话之后并不能得到患者的积极回应。

对于患者来说，什么是精神分析治疗的疗效本质呢？之前的文字让我们更靠近这个关键问题的答案了吗？我相信正是如此，如果我们还记得自体心理学的原则（Kohut，1977：84-88），也即，治疗干预包括两个完全不同但相互依赖的步骤，就像是童年期的安抚和喂食是自体客体-客体介入以加强心理健康的两个步骤一样（Kohut，1977：86-88）。这两个步骤一起构成了治疗行为的要素，即（1）了解和（2）解释。对我们正在讨论的这个临床案例而言，我们只需要通过清楚的阐述来提炼这个简单的理论，即在分析的某些阶段，某些患者只对分析师的正确共情有所回应，即使，如我前述例子所强调的，这种（正确的）了解或许是经由一种（不正确的）解析来传递的。显然，分析师仅仅对患者亲切、善解人意和热心肠是不够的。假如实证研究能够证明治疗师持续的友好和善意本身能起到治疗效果，我愿意接受这种事实，[5]但是所有的现有证据表明，亲切、友好、善解人意、热心肠，既无法治愈古典的神经官能症，也无法使可分析的自体障碍得到治愈——至少不是精神分析，更进一步说，不是精神分析的自体心理学所定义的治愈。

从心理的图式学模型的角度来看，治愈的关键在于认知领域：它在于意识的扩展。从心理的三分模型的角度来看，治愈的关键在于自我的扩增。所以，传统的分析治疗的治愈概念，不仅意味着知识的扩展，也意味着自我所能统辖的领域的扩展。这也就意味着让现实原则优于快乐原则，让次发过程优于原发过程。自我心理学用两个清晰的预期来阐明精神分析的这些治疗目标：（a）自我达到不再发生冲突（conflict free）的状态，并获得（或增加）"自我自主性"（ego autonomy，Hartmann，1964：113-141）；（b）被自我所中和（neutralization）的领域的不断扩展（Kohut，1978b，1：337-375，137-138），因而不仅要建立自我自主性，更是要建立卓越的"自我统辖性"（ego dominance，Kohut，1978b，2：620-621，1：415-422）（或是让自我的这种优势增长到有充足影响力的程度）。

　　自体心理学对我们理解精神分析治愈的贡献是什么？在说明这个问题之前，我要指出，在对治愈的理解上，自我心理学和自体心理学之间是有明显的连续性的。这种连续性让我们更加确信，虽然自体心理学尚未被大多数分析师接受，但它可以被坦荡地摆在精神分析传统的中心，并且属于精神分析思想发展的主流。自体心理学对精神分析的贡献如下：（1）它强调了以下两点的重要性，（a）贴近经验的理解（即收集患者内心生活的相关资料），以及（b）以多少远离经验的动力学和起源学术语来解释这些资料（Kohut，1978b，2：511-546）；（2）它指出了转变内化过程——即恰到好处的挫折导致的自体结构的建立——的中心地位（Kohut，1978b：1：337-375，1971）；（3）它用自体心理学的术语说明了心理健康的本质和精神分析治疗的目标。这些自体心理学术语包含了（a）动力结构的概念以及（b）把它联系到充满意义的生命过程（Kohut，1977）。以结构的术语表述：自体心理学指出心理健康意味着个体拥有自体从一极到另一极的成片的功能连续体（sectorial functional continuum），无论这个连续体的结构是在健康的童年期获得的，还是后来从一次成功的分析治疗中获得的。

我相信，如果我们以自体心理学这三个主要贡献来审视治愈过程，我们就能有效地解答我之前提过的有关精神分析治疗本质的关键问题。

让我们先来看一下精神分析的"基本治疗单元"。构成精神分析治愈本质的基本步骤——或者，更准确地说，在分析过程中，它无数次地重复构成了精神分析治愈的本质——始于分析师对患者经验的感知。对于患者的内在生活状态或事件，我们可以说，通过共情，即通过替代性的内省（vicarious introspection），分析师越来越接近他们。需要进一步阐述的是，虽然我强调"（a）在实际观察中使收集数据成为可能的那些实验性的、临时性的假设与那些（b）被研究者长期认同的、界定清楚的理论之间，断然有别"（Kohut，1978b，2：750n），我们仍必须承认，严格地说，没有理论也就没有观察。换句话说，一位分析师可运用的不同理论框架的数量，将会影响他对特定患者的观察范围。如果他能避免把自己困于一个或某几个特定的理论解释框架，而能够比较不同框架的解释效果，那么他就能够最好地向患者解释其在治疗情境中被调动的、与其精神病理最为相关的经验结构。（此处我主要讲的是患者在童年期精神症状产生时的发展环境——在移情关系中它被重新激活——的重现。）

我估计上述评论不会引起过多的反对。但我从中得出的结论——进一步详细阐述这个结论才能了解精神分析治疗中其他令人费解的成功——可能会引起某些人的怀疑。这个结论在我之前提到那位拉丁美洲的同事的报告时已经提过了，即某种基于错误理论的解析的治疗效果并非如格罗夫（Glover，1931）所认为的那样来自于患者对分析师暗示性压力的屈服，而是因为，虽然这个解析通过语词传递了一些错误的信息，但矛盾的是，从本质上来看这个解析对多错少。分析师（以及他们的患者）所追随的理论（以及以这些理论为基础的治疗性解析）多种多样且相互矛盾，但它们在一点上是一致且正确的：反对经典精神分析治疗对俄狄浦斯情结的强调。它们正确，是因为这些学派的理论不论其内容是多么地错误或不准确，至少都尝试回应处于我们当代精神病理形态中心位置的重要经验。相反的，经典精神分析理论做不到这一点。[6]

　　为了论证起见，让我们假设——如我之前所说的，我并不知道那个案例的动力 - 起源学的因素——那位拉丁美洲分析师的患者正在遭受一种可分析的自体障碍，即自恋人格障碍之苦。那么，她对分析师的缺席感到抑郁和愤怒，就像是她对童年期失去维持自体统整的镜像自体客体或是提供和谐的理想化的自体客体的回应。进而让我们猜一下，在治疗刚开始的时候，她的分析师不了解自体心理学理论，彼时自体心理学处于发展的初期，在这位分析师工作的地区还不为人知。在这种状况下分析师有两种选择：她可以将患者对她缺席声明的回应看作俄狄浦斯期本能灌注的客体经验，或者，如实际上她所做的，将它看作婴儿早期对母亲乳房的本能灌注的客体经验。如果患者真的苦于自体统整和维持障碍，那么虽然这两个理论框架都不能解释患者的经验，我也要认同，在大多数而非所有案例中，患者感知到的弗洛伊德式的错误解析，比之于克莱因式的错误解析，错得更严重。这是为什么呢？

　　如果是自恋性人格障碍而非结构性神经官能症给患者带来了痛苦，

换句话说，如果患者的基本精神病理位于自体而非未解决的乱伦欲望冲突，那么，在其他条件都一样的情况下，弗洛伊德式的解析比克莱因式的解析更让人觉得遥远，即更不贴切。我这样写的意思是，患者会觉得弗洛伊德派的分析师的共情领悟比克莱因派的更不准确，即弗洛伊德派的分析师，相对于克莱因派的分析师，更难以把自己调整到能感知这个患者的状态的水平。弗洛伊德派和克莱因派的干预在解释维度上（即解析方面）的错误是相等的，但是就治疗两个步骤中的"理解"这步而言。弗洛伊德派的干预距"基本治疗单元"的第一步的目标更远，这是因为它本质上考虑的是一个坚定统整自体的冲突与情感，而没有考虑到这是一种破碎衰弱自体的破坏性经验。另一方面，克莱因派的解析虽然因为受理论偏见的影响而未关注患者的自体状态，并错误地在大脑中具象化了原始驱力和古老驱力客体的图像，但它至少擦边地、隐晦地处理了精神障碍的整体经验。因此，只要分析师的声调以及对患者的态度所显现出的非言语性的信息是正确的，即使分析师的动力 - 起源学的解释并不与患者的经验同调，但患者体验到的克莱因式的共情理解仍然与自己的体验相一致。

治疗过程中恰到好处的挫折以及结构的形成

仔细考察了精神分析治疗的一个基本治疗单元及这个单元帮助我们明白错误的理论解析所造成的治疗效果后，现在让我们带着更广泛的观点回到精神分析如何进行治愈这个问题上。自体心理学对这个问题最为概括的回答非常简单：精神分析的治愈借助的是心理结构（psychic structure）的建立。那么心理结构的建立是如何发生的呢？自体心理学对这第二个问题最为概括的回答也非常简单：心理结构通过（a）恰到好处的挫折和（b）随着恰到好处的挫折而来的结果——即转变内化作用——而建立。

但是现在我必须对这些概括的回答补充说明一下。当自体心理学家说"心理结构"时，他指的既不是心理机制（mental apparatus）的结构也不是任何构成心理机制的要素的结构，而是自体的结构。换句话说，自体的结构是理论上自体的相关属性，它们作为整体界定了自体心理学的核心概念。虽然像所有理论的建构一样，精神结构的概念只是一种同义反复，但当我们相互沟通时，它对我们的思维的帮助是无价且不可或缺的。它让我们能够用概括性的术语来谈论自体的属性，而不必特别说明我们指的是否是自体的统整、有力以及和谐——即不必特别说明我们指的个体经验是否是完整而连续、活泼而有力的，以及平衡而有组织的（Kohut & Wolf，1978，尤其是 414 页）。它也让我们不用特别说明而把这些被明确定义的自体属性看作自体的持久体验，它们包括自体作为自发性的源泉和印象的接收器，以及在空间上的完整和时间上的连续，等等。（有关"自体"的界定见 Kohut，待出版。）

对于精神分析治愈借助的是心理结构的建立这个说法还有一点需要说明。我们会问，这些结构是全新的，还是童年期已有的结构借助分析被强化和复苏了？这是一个重要的问题，我认为对它的回答最好分为两个部分。

1. 就自体的整体面貌而言，也就是在核心企图（ambition）和理想（ideal）之间建立起来的能量场中持久的行动模式（Kohut，1978：

424）——它使得自体指向未来（Kohut，待出版，1979）——我们可以说精神分析并没有建立一个新结构。这等于说，就我们所知，分析过程无法重新建立一个核心自体。

2. 然而，因为在某些严重但能被分析的自体障碍的案例中，核心自体的结构和在儿童晚期获得的自体层面可能在结构上有缺陷和裂缝，以及／或有严重的衰弱和失调，在分析过程中，确实需要建立新的结构来填补自体的缺陷，加强自体原有的结构，或是提供联结——时间上的连续和空间上的整合——从而让患者把自己感觉为和谐而平衡的整体。然而，无论上述结构的增加会扩展到什么程度，据我们所知，它们都无法创造出在生命早期略具雏形的人格基本程序，也不能重新创造出一个核心自体。

我不准备在此考虑如何界定"精神结构"——这绝非自体心理学独自要面对的问题——而是打算简要指出一些在继续阐明转变内化作用的程序之前应该说明的问题。如果我指出，我们需要用详细的临床观察来检验我之前提出的种种说法，没人会感到惊讶。但是哪些说法特别需要检验、修正或驳斥呢？在此我难以详细罗列，但我不妨给出一些具有代表性的例子：（1）我们需要检查我的"异体蛋白质"类比的准确性（Kohut，1971：49; Kohut & Wolf，1978：416）。这里有待探讨的问题是，把异体蛋白质的比喻放在临床实践中观察，那么那种被建立起来直接取代自体客体的功能的心理功能——即便它在取代过程中未发生改变——是否可靠而持久。（2）自体客体（他们的倾听，他们无言的镜像，他们默默体现的平静和力量）能否帮助患者获得持久的心理功能，当这些功能并非自体客体所具有，也非源自自体客体？换句话说，自体客体的存在能否激活一些先天的功能而它无须曲折地大量出借自体客体的功能？
（3）如果我用"挫折"这个术语来界定恰到好处的挫折和心理结构的
建立两者间的关系（Kohut，1978b，1：433-434；1971：50），这包括
患者对曾经认为完美的自体客体的失望，那么，不经历来自自体客体的
挫折（无论多么微小），自体就无法获得持久的心理功能吗？（4）我
们需要认真仔细地研究那些经常发生的治疗案例（Kohut，1971：166-
168），在那些案例中，长期而剧烈的阻抗被打破，自体客体移情终于
建立起来，此后作为自体客体的分析师的缺席（例如度假），常会引
发患者剧烈、坚决而戏剧化的认同。我们特别想知道的是——如果分析
师没有把这种认同当作阻抗予以否定，而是把它解析为患者的发展需求
首度被重新激活了——这种巨大的指向融合的行动，是如何逐渐地被另
外一种心理过程（这种心理过程遵照转变内化作用的模式）所取代。探
究这个问题有非常重要的价值，因为它将会使我们理解，当创伤性
的挫折体验被逐步发生的、创伤感比较轻微的一系列失望体验所取代之
后，从剧烈的（但也是短暂的）认同转向永久性的自体结构生成的过
程是如何随之而发生的。（5）最后，为了完成这些特定的需要认真审
视的研究工作，我将提出两个在某种程度上与上述问题相互关联的两
个问题：（a）在成年期发生的心理结构的获得过程（例如，在精神分
析治疗过程中），与儿童期心理结构的获得过程之间有决定性的（理论
上的）差异吗？（b）如果确实存在这种差异，那构成这种差异的是什
么呢？

　　在指出转变内化作用在某些方面需要进一步澄清后，我现在要把这
个被广泛讨论的概念放到一边，回过头来探究一个在精神分析治疗中尤

为重要的概念。这个概念就是"恰到好处的挫折"，它可以说是精神分析治疗自体心理学理论的关键。我要问，患者——尤其是那些适用于采用自体心理学的精神分析患有自体障碍的患者——是如何从那些在经年的治疗里反复出现的恰到好处的挫折中最终得到治愈？

让我们再次回到那位拉丁美洲分析师的案例上，她的缺席声明引发了患者的危机。为了论证我的假设，我再次假定此人既非俄狄浦斯神经官能症患者也非苦于生命最早期的本能矛盾情绪的复苏，而是患有可分析的自体障碍。就自体心理学意义下的治愈而言，分析师的错误解析有治疗的效果吗？或者，说得谨慎些，错误的解析增强了患者的健康吗——不论这种增长多么细微？原则上来说，答案是肯定的：我相信我描述的这个事件被那个患者经验为恰到好处的挫折，因此通过转变内化作用能够带来患者结构的细微增长。但是人们会问，这怎么可能会发生？错误的解析怎么可能不仅产生了一般的心理治疗效果（即，患者因感到自己被理解和得到支持而体验到快乐），甚至还产生了精神分析效果？为了论证我的假设，先不管格罗夫（Glover，1931）的假设，即错误的病因分析和重构之所以产生治疗效果乃是因为暗示，转而公平地看我们之前的关键假设，即分析师对患者不稳定的心理状态的正确的共情理解——这种理解更多的是通过非语词性的线索（包括分析师的语调）传递给患者，而较少借助于有语言的解析——的确具有精神分析意义上的治疗效果。

考虑到我曾经把精神分析的基本治疗单元分为理解和解析两部分，从一开始我们就很清楚，那位拉丁美洲分析师所做的干预的效果不是最佳的，因为这干预只完成了治疗的第一步。但是，假如经过替代性的内省（共情），分析师正确掌握了患者的心理状态，并以某种方式把他的理解传递给了患者，我认为即使只有这第一步的治疗也可以让患者处在有少量的恰到好处的挫折的环境中，因此继而导致新的、能够自我愈合的（或者说连贯而坚定的）精神结构的生成。但是人们会问，只有"理解"怎么能构成恰到好处的挫折？我是否只是在重复"用爱来治疗""用亲切友好来治疗"诸如此类的说法？答案是否定的——不论这两步治疗系列（理解和解释）的第一步（理解）针对的是自体病理学的案例还是冲突性神经官能症的案例；即，不论是在分析中分析师传递了对源自患者被重新激活的发展需求的移情经验的还算准确的理解，还是在分析中分析师传递了对源自患者被重新激活的乱伦驱力欲望的移情经验的比较准确的理解。换句话说，不论自体的暂时崩解是因为镜像自体客体的撤出重复了生命早期无法获得自体肯定回应的创伤，还是因为像在结构性神经官能症的案例中一样，分析师的缺席让患者再次经验了原初情境（primal scene）（此时一方面是乱伦欲望的增强，另一方面是敌意和罪恶-抑郁反应），我的假设都没有改变。

在任何情况下，分析师传达给患者的对其心理状态或多或少的正确理解都会是恰到好处的挫折。它是挫折，因为虽然分析师对患者感觉的理解以及对患者不安的认识是合乎情理的（例如，是一种古老的未满足的需求的激活，或是一种对存在于生命全程的自体客体的普遍需求的呈现），但分析师仍然没有按照患者的需求做出行动。因此，在这位拉丁美洲分析师的案例里，会面的规律性和持续性仍然被分析师即将到来的缺席打乱了。说它是恰到好处的挫折，因为交往仍然符合患者的需求——虽然其程度有所削弱。说它是恰到好处的挫折而非满足（gratification），是因为通过分析师多少有些准确的理解，分析师与患者之间建立了共情联结，这个联结取代了患者实际上的需求满足。需要注意的是，所有这些仍然都属于基本治疗单元中的理解阶段。

与传统理论中精神分析治疗的理念，如"把潜意识意识化"，或是"本我存在的地方，也必将有自我的存在"（Freud，1933，1953，22：80）相比，上述这些思考看上去不那么具有震撼力。但是我认为我所描述的那个序列——（1）自体需求的重新激活（在冲突性神经官能症里是本能欲望的重新激活）；（2）自体客体对自体需求的不回应（在冲突性神经官能症里是客体不回应）；（3）自体和自体客体间共情联结的重新建立（在冲突型神经官能症里是自体和客体之间共情联结的重新建立）——对于童年期的正常发展和精神分析治疗的进展都具有十分重要的意义。

在我们结束审视基本治疗单元的理解阶段，把注意力转向解析阶段之前，让我先对前面的两个地方作一下澄清。第一点是关于我上文指出的形成心理结构并为分析治愈打下基础的三个序列。第二点是一个定义问题，来自我对构成"理解"的三个序列的思考。确切地说，经过理解阶段而导致的少量的新的心理结构的获得——甚至是当分析师不能用正确的解析来补充他准确的解释时（例如，他采用的是不合适的理论或者他解析得太早）——也应被我们看作精神分析的成功吗？还是我们应该把它归于"心理治疗"的标题之下？

我详述这三个序列不是为了显示自体心理学取向的精神分析治疗与传统的精神分析治疗不同。相反的，我要显示的是，在原则上它们是一样的。换言之，自体心理学与传统精神分析对于在实现治疗的过程中分析师和患者之间所发生的一切的看法全部一致。但是自体心理学与传统精神分析确有不同之处，这表现在：（a）对治愈过程的解释；（b）在解析阶段，至少在一些案例中，用于指导解析的理论。我相信精神分析——传统精神分析——总是借由我提到的这三个过程获得成功，自体心理学唯一的贡献在于对精神分析理论的扩展，特别是借助自体客体移情概念，在理论上厘清了咨询中移情导致的在发展过程中受阻的自体客体需求的再激活现象。[7]

　　现在我开始澄清第二点，即如我之前所述，我们是否应该把完全来自正确理解的有限的结构增长称作分析的成果。在讨论这个问题时，我不得不笑自己被一个完全非科学的想法逼入了复杂的境地。显然，"分析的"或"非分析的"这个名称并非问题的关键，关键是我们对治疗过程最深和最广的把握。为了试图全力说明这些程序，我将先把科学放到一边，在一些内在和外在的压力之下——我承认这些压力与我以前所说的工具 - 方法傲慢或工具 - 方法势利（tool-and-method pride or tool-and-method snobbishness，Kohut，1978b，2：663-667）有关——我把"分析的"这个词只留给那些经由全部的理解 - 解释过程，即准确的理解以及随后的动力 - 起源学解析而得到的情绪性结果。那么我前述的克莱因派的"野蛮分析"所导致的自体结构增长应被称作"心理治疗的"而非"分析的"。但我主要关心的不是分类问题，至少不是这本书关心的主要内容。在此我探究的并非命名——是否应该为一种特定的治疗结果保留"分析性治愈"这个词，这种治疗效果是经由解析修通移情的动力 - 起源所导致的结构生成而达到——而是如何厘清解析作为基本治疗单元的第二步所带来的特定治疗效果。

　　我将尽可能直接地讨论这个问题，并探讨：从先前的讨论中不能得出结论，认为第二个步骤可以省略。如果基本治疗单元中的第一步已经提供了用于建立结构的恰到好处的挫折，人们或许会问，我们究竟为什么还需要第二个步骤？或者动力 - 起源学的解析对治疗程序的帮助是理解阶段无法完全甚或根本做不到的？对这些问题的答案是明确的：解析阶段的确提供了一些理解阶段所无法提供的助益。虽然我曾在别处提出（Kohut，1977：88），有些患者会要求"在能有效而顺利进行第二步'解析'之前经历长期的'纯粹的'理解阶段"，分析师的干预最终必须包括基本治疗单元的两个阶段，以获得我们所说的精神分析的治愈结果。

换句话说，我认为基本治疗单元的第二个阶段不仅在量的方面增加了第一阶段的效果，从质的方面来说，它的治疗效果不同于纯粹的理解阶段的效果。我知道无法截然分开在第二阶段扩大了的治疗效果与两个阶段的效果的交互作用，这两者有很多交叠。它们不是简单的非黑即白，当中存在着一些灰色。然而，为了保持我的表述的简洁，我将省略其中的细微差别——我知道一旦说清楚基本原则后，有经验的临床心理学家都能轻易地补足这些差别。

动力 - 起源学的解析阶段是精神分析中的基本治疗单元不可省略的组成部分，其原因有两方面。（1）没有它，理解阶段仍是不完整的。换句话说，分析师与患者讨论他的回应的动力 - 起源学方面的问题时，不仅拓宽并加深了患者对自身的共情把握，同时由于他领会了分析师对他理解的广度和深度，患者对自己和分析师之间的共情联结的现实性和可靠性的信任也得到加强。（2）分析师对患者状态或多或少的理解（基本治疗单元的第一步）促使个案走向健康，并形成新的心理结构，但这种经验是短暂的。而细致完整的解析，即以动力学术语解释患者的心理反应——特别是移情经验——（这是解析阶段的第一个亚阶段），进而涉及患者的心理弱点和心理冲突的发生起源（这是解析阶段的第二个亚阶段），将会把迄今为止仍是短暂的被理解的健康经验植入患者较高的心理层面——以弗洛伊德的心理二分或三分模型来说，植入前意识系统或自我——并允许他在随后的至为重要的修通阶段回忆这种经验。因而，先前我们用来解析移情失败的那些体验——例如患者对分析师取消会谈的反应——就能够被患者自己积极地面对了。或者换句话说，在治疗中，当精神病理的某个阶段被修通时，要求分析师主动干预（解析）的需要就越来越少了。患者将接手分析师的工作——虽然，稍后我会简短讨论到，这种取代只是暂时性的、过渡性的。

　　下面我要提出的看法，乍看之下其全部意义可能不甚明晰，但我认为它很重要：我相信通过贯穿分析过程的无数次的重复，两个基本治疗单位所带来的分析治愈模式，对于在适当的分析下进行的对狭义的可分析的自体障碍（自恋性人格和行为障碍）的治疗和恰当地针对冲突性神经官能症（古典移情性神经官能症）的治疗而言是相同的。

　　上述有关把自恋性人格障碍的治疗过程与俄狄浦斯神经官能症的治疗过程等同的说法，可能会让人错误匆忙地下结论说我只是把俄狄浦斯神经官能症纳入了广义的自体障碍的定义中罢了（Kohut，1977：246-248，见第二章中对这个问题的详细讨论）。为了防止这种根本性的误解，我要赶紧解释，自体心理学家认为这两种心理障碍的治疗过程在根本上是一致的，但原因并不在于我们的确相信在每个案例中，冲突性神经官能症都被包含在自体障碍的起源学母版中。即使我们不认同后面这个观点，可分析的自体障碍与冲突性神经官能症的治疗过程在根本上是一致的这个想法仍然成立。说得更具体些：即使分析师不认同我们的观点，不认为冲突性神经官能症总是植根于被损坏的自体，而认为他在修通结构冲突时处理了患者最深层的障碍，我们的这个想法仍然成立。换句话说，即使分析没有洞察对童年期创伤性自体客体失败的移情再激活和回忆，（根据自体心理学这些创伤位于患者无意识的最深层，是心理障碍的最终发生因素。）对自恋性人格障碍和古典俄狄浦斯冲突性神经官能症，这个想法是成立的。

前面的反思很重要，因为它们澄清了：虽然自体心理学的临床观察不可避免地导致了分析理论的扩展，但这不表示自体心理学取向的分析在方式上有所改变。也就是说——我心里不太想用这个历史悠久的名词——自体心理学并没有改变基本的精神分析技术。其实，我们上述的讨论要强调的是，自体心理学对治愈过程的重新理解，可用于解释所有成功的分析案例——即所有移情的展开未受阻挠以及那些移情展开后得到系统解析和修通的分析——而不仅是用于解释自体心理学取向的分析师进行的分析。所以，通过恰到好处的挫折来建立结构，这个自体心理学理论，不单用在可分析的自恋性障碍的分析中，也用在古典冲突性神经官能症的分析中。在此更为重要的是，它不仅适用于我的同行和我现在所做的分析，也适用于自弗洛伊德以来，如斯特雷奇（Strachey）、安娜·弗洛伊德（Anna Freud）、费尼谢尔（Fenichel）、艾斯乐（Eissler）、格里纳克（Greenacre）、格罗夫、勒夫沃尔德（Leowald）、斯通（Stone）以及其他人所做的精神分析。

冒着讨论范围被过于扩大的危险，我要用一个极端的例子来再次阐明我的意思。精神分析界有个传闻，它准确与否在此并不重要。一位特别小心翼翼的同行，担心他可能向他的患者提供了矫正性的情绪经验，而把办公室里的面巾纸盒移走以免患者哭泣时它会成为分析上的有害满足的来源。现在，假设我的看法与大多数同事一致，认为这是对精神分析所定义的"中立性"的荒谬的误解（Kohut，1977：249-264），但我相信这个行为不会从本质上阻止走向精神分析治愈的分析过程的发展。不管误解有多深，如果分析师认定他所做的是出于对患者长期利益的考虑，即如果他的做法并非出自潜意识的虐待倾向，那么经过一段时间后，患者就能适应分析师对中立的定义了。此时，这种中立的概念就成了决定什么是治疗中恰到好处的（建立结构的）挫折的基准。

　　然而，如果我不承认前面的阐述只在某些限制条件下才能成立的话，我就不够坦白了。让我们回到前面那个可能是虚构的例子。即使移走纸巾盒子是善意的行为，我认为分析师的这种做法显示出他不仅没有掌握精神分析中"中立性"的真谛，他也没有认识到：如果患者真的从使用面巾纸得到满足——换句话说，如果患者要"做出行动（act out）"而非"回忆"——从而使后续的自由联想受阻，分析师的处理方式不应该是也采取某种行动，而应是引导患者参与完成恰当的解析。

　　但我们不能离题更远了。回到我们对分析中治疗因子的讨论，我们将从之前的反思中得到一个更具普遍性的教训：自体心理学取向的分析师的做法，亦即"技术"，并未改变，改变的是他对自己的所作所为的观点。某些学者——包括詹姆斯·斯特雷奇（James Strachey，1934）——相信精神分析治愈的力量来自理性。这种观点与启蒙主义时代的精神——弗洛伊德就是被这种精神抚育出来的——相一致。与之相反，自体心理学取向的分析师认为对于所有可分析的精神病理而言，精神分析治愈的基本治疗单元不在于认知领域的扩展。（例如，治愈并不是因为患者领悟到了幻想与现实之间的区别，特别是意识到了被投射的内驱力所扭曲的移情。）治愈的根本在于借助正确的解析让患者获得有关需求或愿望的恰到好处的挫折，从而增长其心理结构。

需要强调的是，我坚持这些观点很多年了。而且特别重要的是，在我对自恋性人格障碍感兴趣之前就有这些观点了。尤其是，在我形成有关自恋障碍的治疗模式的相关概念，并开始描述恰到好处的挫折和转变内化作用之间相互作用——当它被用于解释自体发展的理论和自体发展障碍的分析治疗理论（Kohut，1978b，1：477-509，1971）——之前，我就有这些想法了。换言之，这些有关恰到好处的挫折和结构形成的理论的出现先于我对自体的理论研究。这个重要的事实，如果我们回顾我在1963年写的文章《精神分析的概念与理论》（Kohut，1978b，1：337-375），会变得更明确。这篇文章也显示我在分析治愈上的理念转变不只用于自恋性人格障碍的治疗过程。鉴于结构建立的理论在我的思考架构中的重要性，我将从我的"前自体心理学时期"的这篇文章中摘录部分内容：

构成心理的非二元对立成分的中和了的心理结构……的形成来自无数的恰到好处的挫折的经验的内化。（369页）

对恰到好处的挫折的经验的复制（认同）借由内投作用得以建立……孩子的驱力最初被父母的禁制阻止。如果这些禁止是非创伤性的，孩子将会内化父母的这些克制驱力的态度——它们以无数积极的记忆线索的形式存在……当婴儿的内驱力被父母以一种平静的、安慰的、爱的态度所对待，而不是以一种反攻击（counter-aggression）的态度所对待，因此内投了很多恰到好处的挫折的经验后，孩子后来就能够以同样的方式处理自己的驱力需求。（370 页）

孩子功能良好的心理结构的最重要的来源是父母的人格，尤其是他们以没有敌意的坚定和非诱惑性的深情回应孩子驱力需求的能力……如果孩子长期面对父母不成熟的、敌意的或诱惑性的回应……那么所造成的高度焦虑或过度刺激将导致心理成长的匮乏。（371 页）

这些具有说服力的证据表明，我的有关恰到好处的挫折在结构形成中的作用的观点先于（1）我对自恋障碍的研究以及（2）我的后续争论，即在复杂心理的状态框架中被隔绝孤立的驱力经验，应被视作次发而非原发的现象。

我为何要强调这个事实，即我的基本观点——在正常发展中获得心理成熟的心理过程与在成年期接受成功的精神分析治疗所经历的心理过程具有相似性——的形成早于我对自体障碍的相关研究，并早于我区分有积极活跃的自体参与的健康的驱力经验与孤立的次发于自体的功能崩溃之后的病态驱力经验？现在，我相信答案已经很清楚了。我希望再度强调的是，我所提出的治愈理论（1）不仅能够用在对狭义的可分析的自体障碍的分析中，也可能用在对所有可分析的障碍的分析中；（2）不仅应用于自体心理学取向的分析师所作的分析中，也应用于不论过去还是现在的所有那些成功地解析并修通了移情的分析中。

第七章 自体心理学对防御和阻抗的看法

　　前述章节我们回顾了自体心理学中的治愈概念，这为我们下面探讨一个更为特定的话题——它与我们对于治疗过程的理解有关——做好了准备。这个话题是关于"防御"在当代精神分析理论中所占的地位。更进一步说，我们要探讨的话题是，对防御的分析[即"阻抗分析"(resistance analysis)]是否仍然像弗洛伊德认为的那样，是临床分析中不可缺少的要素之一？我们特别希望了解的是：在传统的观念中认为治疗的过程是克服阻抗，使无意识成为意识，那么自体心理学怎么评价这个观念呢？

　　从自体心理学的角度对防御和阻抗的概念进行重新评估，这在相当程度上是先前章节（第 3 章）中所讨论的科学客观性问题的延续。简单来说，在对防御和阻抗的看法上，传统精神分析和自体心理学之间的对比，属于 19 世纪典型的科学客观性与融合了本世纪理论突破的科学客观性之间的对比。传统的分析师寻求与一个个精神"机能"（apparatus）相关的个别机制（mechanism）；而精神分析的自体心理学者认为自己对所观察的领域会产生影响，从而认为，可以通过自己与患者的共情来接触到他内在的经验信息，以此扩展对患者的认知。在接下来的历史性观察中，我会试着说明对防御和阻抗的传统评估是如何交织于弗洛伊德对分析师客观性的看法当中的。

弗洛伊德最早的（前分析时期的）治疗方式是催眠。需要强调的是，迈向精神分析的决定性步骤不是出现了另一种治疗技术来取代催眠，而是我们对通过催眠治愈的精神病理有了全新的认识。如果催眠没有使心理产生深层次的概念化（相应的，也使精神病理概念化），那么它就仍然是非精神分析的催眠。相反，如果它具有对心灵的深层次的考虑（相应的也有对精神病理的深层次考虑），那这就成为了精神分析式的催眠。前分析阶段的催眠师引导被催眠的患者摆脱症状；分析阶段的催眠师引导患者说出动力学（以及之后的起源学）的原因，也就是引导他洞悉能解释症状的内在心理因素。这一变化是具有决定性的——尽管当时催眠法仍为弗洛伊德所保留——其重要性不容忽视。

我之所以提出这个历史性的说明，是因为它对于我们理解当代分析师对防御和阻抗的态度非常重要。尤其是弗洛伊德早期为了把精神分析的治疗理论结合到前分析阶段的催眠治疗机制中，而向心理学领域引入了这一思考模式。这一思考模式适合具有医学训练背景的研究者，但是却不适合探讨心理状态这种复杂的科学。简言之，被这一思维模式唤起的意象、所支持的隐喻象征，都基本上与内省和共情的观察领域无关。潜意识就像个必须引流的脓包（比较弗洛伊德，1895，1953，2:305），必须以任何必要的手段穿透涉及的组织，一旦有害的物质被移除，组织就会自己愈合。弗洛伊德将精神分析比作铁和火的著名比喻（Freud，1915，1953，12：171），以及他的著名训诫——"在精神分析治疗中，分析师应该像外科医生一样，把自己所有的感受甚至人性的同情都放在一边"（Freud，1915，1953，12：115），都清楚地证明了无意识必须被穿透这一观点强烈影响了分析师对患者的治疗态度。

自我心理学本可以引导精神分析走向决定性的重点转移，但实际上并未一以贯之地开拓下去。自我心理学对于精神分析理论的精炼作出了巨大的贡献，并且增加了它与其他周边科学理论的边界清晰度。这比它对技术理论和临床分析操作的贡献大得多。当然，仍然有一些值得注意的例外。例如在引流潜意识中的病原性脓包方面，有些分析师（比如Loewald，1960; Stone，1962）确实强烈反对"要像外科医生一样，把所有的感受甚至是人性的同情都放在一边"这种观点。他们开始支持那些通过理解和解释来使受阻的心理发展恢复的心理学家的观点。尽管如此，直到今天，即使有自我心理学的贡献，分析同行们所抱有的对旧有精神分析理论的信念仍然持续且强大。[1]此外，对于重新审视防御和阻抗这两个概念，自我心理学在精神分析理论上的修正也没有太大帮助。特别的，自我心理学引入的心理机制的秩序（ordering）概念、自我为焦虑根源的概念，以及适应性动机（adaptive motivation）——它潜伏在阻抗和防御之下——等概念，对我们在此讨论的主题来说并不十分重要。

"通过克服阻抗以深入潜意识"（penetration-to-the-unconscious-via-the-overcoming-of-resistances）这一模型能够解释什么？不能解释什么？我可以毫无困难地回答这个问题，至少大致上如此。当应用于孤立的心理过程以及孤立有限的心理区域时，旧模型的解释力是最好的，也可以说是令人满意的。当应用于整个的人和他的人格复杂性——尤其是放在延续一生的时间序列中来看一个人的人格时——传统模型就不那么胜任了，而且实际上，常常是不令人满意的。具体来说，传统模型可以完美地解释日常生活中的口误和其他形式的精神病理；如果把梦看作精神功能的有限单元，那么对大多数的梦境——关于自体状态的梦除外[2]——也可以解释得很好；如果把移情性神经症的症状看作是心理功能的有限单元，或更准确地说是失常了的心理功能的有限单元，那么在解释移情性神经症的症状方面，传统模型也是令人满意的。但是，此模型无法解释人格的总体状况，也无法解释人格障碍——尤其是那些其核心精神病理源于自体发展受阻的人格障碍——的精神病理。

　　通过采用与传统模式相契合的解释，多年来，分析师们分析心理机制的先入为主做法被合法化，他们被鼓励投入对患者的无意识驱力 - 愿望的分析，对其防御机制的分析，以及最终，对我们称之为"阻抗"的心理过程——它是防御机制以行动、做法和心理态度等形式的表现——的分析。这一趋势会衍生出什么后果？防御和阻抗本身都是心理机制。它们是我们以"动力学的观点"来检视心理机制的活动时所浮现的心理构造。由于它们是驱力心理学 / 自我心理学理论体系中固有的"心理机制"或"心理动力"概念，它们的解释力必然因为"快乐原则"（例如，沉溺于儿童化的快感并回避焦虑）或"现实原则"[Hartmann（1964: 1-18）的"适应观点"(adaptive point of view)仅仅是对这个原则的进一步扩展]所带来的道德化解释框架的影响所限制。除了这些内在限制，对于驱力 - 愿望、防御和阻抗的分析一直是传统精神分析治疗模式的终点。也就是说，分析师不会把这看作是通往患者更为重要、更为潜在的问题的中介点。相反，他们认为一旦驱力 - 愿望、防御以及阻抗被精确分析和攻破后，其他一切问题就会迎刃而解。不用说，自体心理学，从科学客观性以及理论背景两方面，都对这个传统信念提出了疑问。但这是否意味着，自体心理学主张从临床理论中除去防御和阻抗概念？对于这种过于简化的表达方式，我的回答是否定的。进一步说，患者的某些经验，以及在分析中与此经验相关的某些行为，确实可以被合理地称为阻抗。这些阻抗可以是指向整个的精神分析过程（Kohut，1978b,2：547-554），也可以是分析的某些关键点——因患者担心分析会威胁到他的现有精神状态（尤其是在想维持一个残留的自体时——不管这个自体有多不稳固、功能有多么不良）。但我倾向于把它们看作患者的"防御"，而不说是他们的"阻抗"，因为我认为这种防御是具有适应性和心理价值的。我认为我们不应该过于迂腐地去追求传统专业术语的完全精准。所以我愿意，至少暂时地，把新酒装进旧瓶中，重新定义"防御"和"阻抗"的意义，使其能够承载自体心理学的洞见。（在这方面我的步骤可以用这个例子说明：在1971年以前，我还希望把旧酒倒进新瓶中。然而到了1977年，我认为我不得不对传统精神分析理论进行重大修订，为此我需要建立一个能够反映我对临床资料的新阐释的命名体系。）

所以说，一个术语只有当它会造成本质上的概念错误时，才必须被摒弃。只要我们对词汇的意义小心地加以重新定义，并明确地指出旧有含义可以用在哪里，不可以用在哪里，我们通常都可以避免这种危险。因此，关于防御和阻抗的问题，我的观点是：在分析的过渡阶段，尚未开始处理造成患者心理障碍的关键问题之前，谈到对防御的分析是恰当的。

因此，不论是理论上的防御 - 阻抗概念，还是临床上的防御 - 阻抗分析概念，都不是错误的，目前它们也没有被新概念所取代。但是在今天，它们已经没有以前那样重要了，不应再把它们当作理论和实践的核心。当然，它们对于那些在督导下进行分析工作的初学者仍然很重要，而且在治疗的某些转折点仍然值得强调。在精神分析刚刚起步，且包括弗洛伊德在内的所有分析师都还是新手的时候，它们确实非常重要。但是我们在整个科学方面以及在有经验的治疗师的治疗理念方面的注意力已经发生转移。心理机制的重要性减少了，而掌握自体的状态及其在时间中的地位——不但是自体的过去，还包括它的未来——这个意图变得越来越强烈。

所以，分析师——特别是自体心理学导向的分析师——对治疗掌握到一定程度后，就很少从驱力-愿望以及防御的视角来看待患者了；即使他这样做，也是在对患者自体的需求的整体理解的框架内。在分析中，防御被理解为服务于心理生存（psychological survival）的目的，也就是说，患者试图保存他从儿时自体客体匮乏的发展环境中所建立的维持核心自体的部分，不管它有多么微小和不稳定。

案例：对防御和阻抗的传统观点

上文我们从自体心理学角度来看防御和阻抗分析在当代精神分析理论中的地位，现在我将通过案例详细说明我的观点。

我的这位患者是一名中年律师，因为婚姻方面的困扰和对工作的不满来找我做分析。我将以治疗中某一特定时期——分析的第四年的前三个半月——的材料为基础，来说明阻抗的意义。我特别把焦点放在三个梦上，这三个梦发生在这段时期的开始、中间和结尾。按照发生的先后顺序，三个梦的显梦内容如下：

第一个梦——这是在一个避暑胜地的酒店，或是汽车旅馆，或是有阳台的平房。我的患者正在睡觉，但并没有睡在屋子里而是睡在门前的草坪上。他觉得很不自在、不舒服，就不停地扭动身体，这弄得他衣不遮体。人们从他身边走过。他担心人们会看到他半裸的样子，因而感到很惊慌。

第二个梦——患者在那次会谈一开始就告诉我说，他在最近一次与妻子的争吵中已经比之前变得成熟多了。他并没有像往常那样大动肝火，而是为了让她和朋友能够参加音乐会，取消了自己的安排。然后他就说了一个在会谈前一天做的梦：他被律师工会表彰了，正在准备领奖。虽然他自己并没有听到他被表彰的公告，但是坐在他旁边的人告诉他这个消息，并且向他解释说，作为折中，他要和另一个人共享这个奖。然后，他走上领奖台领了奖品，是个照相机。令所有人吃惊的是，他举起照相机开始给观众们照相。观众们都惊呆了。

第三个梦——他的朋友约翰和他一起参加分析会谈。约翰躺在躺椅上，紧挨着他。房间里还有不少其他人。有个人好像心脏病突然发作。他跳起来帮助这个人——一个老年人——帮他做口对口人工呼吸，这是他在红十字会的课程上学来的。

在描述了三个梦的显梦内容后，我要先把这些梦放在一边，补充一些关于患者的信息。我要补充的既不是他的病史，也不是分析的过程。着眼于本章的目的，我只描述分析中与传统上所谓的防御和阻抗相关的部分。首先，我打算列举一些我从这个患者身上能够区分出的不同阻抗，然后分别进行讨论。这种为了说明而采用的方式可能会不适用于临床情景。当然，有经验的分析师会从我的描述中毫无困难地评断出患者阻抗的一般意义——患者对使用这些防卫的需求，以及阻抗所具有的能建设性地保护发展潜力的功能。最后我要声明的是，虽然我在大体上把焦点放在患者的阻抗与这三个梦的分析的联系上，但我有时也会扩大焦点并增加一些有关患者整体人格的资料，以便解释在一般分析过程和梦的分析过程中，阻抗的意义及其重要性。

在对这个患者的分析过程中，特别是在分析这三个梦的过程中，我区分出了四种阻抗：（1）源自复杂的童年期经验的，依据传统分析理论，与兄弟姐妹间的手足竞争有关的阻抗；（2）源自复杂的童年期经验的，依据传统分析理论，与暴露欲和窥视欲有关的阻抗；（3）源自复杂的童年期经验的，依据传统分析理论，与肛门性欲有关的阻抗；（4）源自复杂的童年期经验的，依据传统分析理论，与未完全解决的俄狄浦斯情结有关的阻抗。

下面我要依次讨论这四种类型的阻抗。就像我之前说的，这种或多或少有些人为的明确划分，是为了在他们本身相互联系的整体意义中区分出各种单独的方面。传统分析的模型尽管在某一点上可以作出充分解释，但却不能给我们提供一个概念框架，以此来理解这些所谓"阻抗"的最重要的功能。相反，自体心理学就可以提供这样的构架。这一点我在逐个讨论这些阻抗时会努力说明。

这个患者对释梦产生的某些阻抗，很明显与他上次所做的分析的主题有关。他的前任分析师是一位坚守传统精神分析观点的资深分析师，他认为患者儿时未能解决的客体 - 本能依附冲突是其成人精神病理的根源。具体地说，这些阻抗与兄弟间的手足竞争有关，竞争来自比患者小两岁的弟弟。但是，虽然手足竞争主题在上一次的分析当中起到了很重要的作用——分析师一直致力于揭开患者对弟弟未表达的敌意——就我所见，这一竞争的阻抗层面仍尚未厘清。对第二个梦（分享奖品的梦）和第三个梦（和他的朋友约翰分享躺椅的梦，实际上约翰比他小好几岁）的分析工作能够帮助我们掌握这些阻抗的意义。我将会，首先从动力－起源学的角度来解释这一组特定的阻抗，然后，特别的在临床移情关系的框架中，描述它们的表现形式。

从我对这个患者的分析之初，他与弟弟的竞争就一直是个重要的主题，是我所发现的他的最主要的三个主题之一。如上所述，这一主题在他前一次的分析中也已经讨论过了，但是因为前任分析师60岁退了休，搬到别的地方去了，那次古典式的精神分析在三年后就中断了。我发现这个患者的手足竞争的发展脉络是这样的：他唯一的小他两岁的弟弟是妈妈的最爱——至少他自己是这样认为的——弟弟通过顺从妈妈的意愿，按照妈妈期望的样子去做来得到妈妈的宠爱。我的患者首先觉得自己被这个新孩子取代了，后来他又觉得弟弟在外貌和灵活性上都远远地胜过自己（他觉得与弟弟相比，自己又笨拙又丑陋）。因此他生气、嫉妒，并退出竞争而转而采取一种高傲、孤立且叛逆的态度，特别是在智力领域——在这个领域他一直非常优秀，这不仅因为他年纪大些，也确实因为他在这方面有天分。

这些人际关系中的紧张局势与患者对释梦的阻抗有什么联系呢？答案很简单。分析师都对梦很感兴趣。前任分析师不止一次地告诉患者说，梦是通往潜意识的捷径。因此，向我提供梦，以及愿意接受我对梦的分析，实际上代表了他与"弟弟"（我的其他患者）争着顺应、服从、迎合权威。这种态度常在分析中以下面的方式自己显现出来：患者会告诉我一个梦的片段，随即突然转向关于这个梦的一般意义的知识层面的讨论，或者介绍一些他从大众心理学杂志上、或给外行看的略带学术意味的出版物上搜集到的信息。

在临床情境中，他坚持认为我——即使不是公开地，也起码是暗中地——给他施加了压力，要他遵守分析中的规则。特别的，他认为我在迫使他做梦、记梦并且在咨询中分析梦——就像他前任分析师做的那样（在一定程度上，前任咨询师或许的确这么做了）。事实上，患者对释梦所产生的这些阻抗是和他早期与弟弟的竞争有关的，我要补充说明的是，这些阻抗的消长也是与分析过程中出现的某些事件相呼应的，因为他认为在这些事件中我偏向了弟弟——顺从迎合我的人——而冷落了他。另外，这一阻抗不仅因为上述事件而被激化——我开始并没有意识到这一动力学上的关联，在第二年的分析中我才开始认识到这一点——毫无疑问，这种反应已经扩展到他的生活中，并且开始广泛地深入到他的人格。换句话说，患者在很多方面都变得叛逆、不妥协，而且变得很消极，对那些他所认为的陈词滥调都抱有消极的态度。（例如，他反对自由主义者的观点——社会救助、环境保护、反对死刑等——据他所说，他所在的律师事务所里的大部分同事都赞成这些观点，而且他也想当然的认为，包括我在内的大多数分析师也赞同。）

现在让我们回到第二个梦和第三个梦，在以上这些讨论的背景下再来讨论这两个梦，是否可以拓展和深化手足竞争主题，以及与之相关的阻抗现象的理解。在此省略患者那些对这两个梦的隐梦内容的诸多自由联想，也省略这三个月以来出现的全部可分析的材料。我想说的是，这两个梦都很清晰地包含有兄弟主题：在第三个梦中，患者被一个代表着兄弟的人物推到了躺椅的另一边，第二个梦里他和一个代表着兄弟的人物一起领奖。另一方面，在这两个梦里，患者与分析师建立了一种特殊的联结，从某种意义上说，他最终因为这一联结而获得了胜利：在第二个梦中，他没有辜负分析师的期望，成为了一个能和弟弟分享"奖励"的成熟的哥哥；在第三个梦里，是他，救了分析师的命，而不是他的弟弟。尽管我没有细述那些当下或以前的移情关系的自由联想，但我相信之前的描述可以让我们很清晰地看到患者在分析过程中的进步：先前使他变得孤立的人格特质（叛逆、不妥协、反抗）已经被一种非孤立、友善、为社会接受的态度所取代，虽然这种态度仍然让他觉得自己很特别、很优越（为了自己作为哥哥能够成熟地与弟弟分享来自父母的馈赠而自豪；为了可以有效地帮助父母而自豪）。

现在我们要离开手足竞争主题，继续从传统分析的角度来评估这些临床材料，接下来所要讨论的阻抗，是那些根据传统分析理论来说，源于复杂童年经历的、与暴露欲与窥视欲有关的阻抗。我仍会刻意限制自己，在讨论这一阻抗时不去探讨它与前一种阻抗的关联，例如，不去评论在对母亲的暴露欲（比如展示自己的身体、粪便、阳具等）中的那些竞争性的方面。

首先，我要说明的是，在对患者前一次的分析里，暴露欲和窥视欲这一主题——或者，用驱力心理学中的术语来说，即对患者人格中这一部分本能的压抑——与手足竞争主题，特别是下面要谈到的肛门性欲主题相比，只扮演了很次要的角色。但在这次和我一起的分析中，患者对自己身体的强烈偏见——特别是对自己身体有缺陷的强烈偏见——变成了一个不可避免的主题。

与其罗列关于患者被压抑的暴露欲和羞耻感，以及被压抑的窥视欲的资料（在分析中，我们通过移情关系的体验，以及青少年时期自认为的在外表和运动能力上不如其他同龄人的回忆，可以看到这些冲突），我更愿意直接讨论我所关注的那些梦。我尤其希望在第一个梦和第二个梦中检视暴露欲和窥视欲的因素。

回顾一下，在第一个梦中，患者因为没穿衣服公开暴露自己的身体而觉得羞耻。以驱力心理学的角度来看，此梦是人格逐渐松动的征兆，是分析出现进步的证据。通过联想，他提到，他希望在与妻子性交时卧室里能有灯光，能让他看到妻子，但很明显他也希望妻子能看见他——这一欲求其实更强。（他的窥视愿望主要是希望看到女人在看他时的样子）在前一晚，他的这个愿望受挫，所以才做了这样的一个梦。在性关系中，他妻子却坚持要求卧室一定不能开灯，因此他觉得他只是机械地完成性交而没有伴随他渴望的视觉上的满足。因此，从传统的角度看，受挫的暴露欲被增强且因此被防御性地压抑了，故而在显梦中，欲望被审查，并且强化了患者的羞耻心。在对梦的分析中，这一愿望的压抑导致了他对潜在驱力 - 欲望的联想产生阻抗。

暴露的欲望在第二个梦里也被清晰地表达了出来。分析师——在梦中坐在他旁边的人——告诉他，说他的表现将受到表扬，这表扬牵扯到暴露欲的显现（站在讲台上）。患者在暴露的最高潮时转向另一体验：是他在注视着观众（他突然朝观众拍照，观众都目瞪口呆）。当然，照相机就象征着眼睛，象征着注视和被注视。

我将再次省略对于梦的联想以及分析过程中的相关材料，直接讨论显梦内容中所描述的最重要的防御策略：患者向赞赏和喝彩的观众们拍照使得情境突然发生了转变。他的举动让大家很吃惊，利用众所周知的传统上所谓"化被动为主动"的方式，他就可以把被注视这一不舒服的情境转化为他注视别人，而让别人觉得不舒服。当他觉得（在视觉上）受到攻击时，他就（在视觉上）进行反击；当他觉得尴尬而不舒服时，他就让别人尴尬。第一个梦可是说是描述了这个问题的被动层面，而第二个梦则把它化为了行动。

我与其在此推测患者的羞耻感的驱力心理的早期经验预兆（他的联想中没有一个指向早期的阳具或肛门暴露欲，也没有指向在青春期与弟弟和同龄人比较而产生的对身体外貌的自卑），不如简短地描述一下发生在第一个和第二个梦之间的两次会谈中出现的一些有关的移情现象。在这两个一小时会谈的第一个小时快结束时，患者用极温暖的语气告诉我——这种情绪在分析的早期阶段简直是难以想象的——最近在很多场合里，他已经可以自如、开放地与律师事务所的同事们交谈了，同样他也可以与妻子、孩子和和气气地交谈，而不是像以前那样疏离她们，显得闷闷不乐。他还很感激地补充说，他觉得自己这个新能力和我有关——他觉得这不仅是因为他从我这里了解了自己，而且也学到了我对他说话的方式，也就是说，学到了我在对他的行为进行分析之前会对他的过去进行重构以及对他在家和在工作时的情境进行回顾的这种说话方式。他又说，确实有那么几次，当他的表现比以前更有人性、更有安全感、更加自信时，脑袋里曾飞快地闪过我应该为他感到高兴的念头；他也发现虽然在当场很少能够注意到，但之后他总会觉得他说话的声调、用词和对人的态度都和我有点像。在会谈快结束的时候他跟我说了这些，我没有说什么，只告诉他说我也注意到了他最近更加自在了，事情也越来越好，我为他感到高兴。

　　第二次会谈，患者几乎从第一句话开始，就在攻击精神分析。他说，分析师们都很武断，总把自己的意志强加在患者身上。有些分析师比自己的患者还要病态——例如他在一篇新闻报道中看到的，有一名分析师患有精神疾病，后来竟然触犯法律被送进了监狱，最后死在监狱里。安静地听完他激烈的长篇大论之后，我向他指出，他这次对精神分析如此大肆的批驳，与上一次会谈快结束时的态度有很强的对比，我很想知道两种完全对立的态度之间是不是存在有意义的联系。尤其是，我觉得他这次对我的攻击一定在某些方面与上一次会谈有关，上一次会谈中他感激地告诉我说，因为对我的认同以及所预期的我看到他进步后的喜悦，使他的行为变得更加放松、成熟。

　　后来，他开始没有任何逻辑铺垫地讲到了一段在之前的分析中从没有出现的记忆。这段记忆是关于一件发生在他二十多岁还在法律学校时的事情。它发生在一段特殊的学习经历中。当时他们有一个"模拟法庭"，虽然我不能很清楚地描述出这种教学方式的具体细节，但我知道这给他造成了相当大的情绪压力（可能对所有学生都是），因为所有参与的学生（要扮演辩护律师、检察官、法官等）不仅要在全体教师面前表演，尤其还要让没参与审判的所有同学观看。之后还要频繁地受到苛刻的评价，不仅要评价法律知识方面，还要评价一个人是否能够在压力下保持冷静。我的患者回忆说，他非常害怕这种课——在他不得不扮演辩护律师时，他用了一种很特殊的方式来处理。在越来越深入地了解以后，我发现这种方式的确十分有个性。他会很突然地用一种使大家吃惊的明显错误的方式为被告辩护，他实际上是为了凸显出他是有意误导审判中的参与者和观众（特别是观众），这看似是错误，实际上是一个巧妙的陷阱[3]。结果，事后在讨论参与者的表现时，几乎没有人提到他。换句话说，至少在他做法律系学生这一职业生涯的关键节点，他完全达到了他的目的。

我认为，上述这个在法律学校的回忆使我们确定了这样一个事实：患者习惯使用把被动化为主动的心理机制。当他在别人面前觉得羞耻、尴尬和惊讶时，他就会设法让别人觉得羞耻、尴尬和惊讶。而且，这一机制是旧有的、一直根植于他人格中的，而不是在分析的移情关系中新产生的。说了这么多，我要结束暴露欲这个主题以及与患者的暴露欲相关的防御和阻抗主题，转向患者的下一个防御 - 阻抗的驱力心理分析。根据传统的精神分析，这一阻抗来源于童年经历，且与肛门性欲有关。

在与我的分析中，肛门性欲的主题并不十分重要。但相反，据患者说，在前一次的分析中这却是一个非常重要的主题。事实上，特别是在分析的第一年里，患者时常回忆起前任分析师经常讨论的这个主题。在回想时，他喜欢重复前任分析师在解释他（他的移情关系）时所用的某些句子，在我看来，他是真的喜欢这些句子。比如："你先把自己紧紧地关住，然后你再突然间造出大量的产物。"患者好像在通过对前任分析师分析的回忆，来表达他对失去这位分析师隐约的哀悼之情。这一点很重要，稍后我会在另外的背景下讨论它。

因此，即便肛门性欲这一主题本身在我的分析中并不十分重要——据我所能确定的来说，例如患者对上面提到的三个梦的联想中，并没有折射出肛欲期固结，也没有，至少据我所知，隐含着"肛门"的幻想或记忆——我仍要提出一些患者早期的资料，它们最可能会被认为与作为治疗中阻抗来源的肛欲有关。我这样做是想试着为对防御 - 阻抗的传统观点提供一个尽可能完整的图景，特别是鉴于前任分析师如此深信这一动力 - 起源学关联。

我从一开始就对有可能出现，甚至是突然出现的肛门主题保持着敏锐。因为有一位经验丰富且很有技巧的同行发现并告诉我，患者会出现这样一种倾向：他们对肛门性欲过度压制，随后会出现大量地粪便物质排泄出来。这一倾向据说一开始是间断的，但后来就会大量地出现于患者在分析中关于"生产"的联想材料中。但是，当移情关系展现在我面前，并成为分析和工作下去的重点时，我仔细检查了这些移情关系，并未证实存在上述这样的现象。但是，我搜集了患者的一些童年的具体资料，能轻松地证明前任分析师的观点。特别是，我注意到患者在童年时期，母亲常给他灌肠——而且她保持这个习惯直到患者 10—11 岁。她之所以这样做是因为她觉得用这样的方式把肠子洗干净可以治疗患者的"易激惹"。另一个原因是她认为患者应该在早上排便，而不应该在一天中的其他时间，但是患者好像习惯于后者。患者早期的这一信息与前任咨询师的观点是一致的，即，患者对分析过程的反抗（比如他不愿意说出梦的材料以及自由联想的内容）就像他不愿离开他所珍爱的粪便时一样。另外，前任分析师的分析认为只有压力才能迫使患者遵守基本的规则，这样的压力导致了在长期拖延缺乏后的突然倾泻，就好像小时候他抵不住灌肠剂的作用，让"大量的产物"突然排出。就像我之前所说的，患者用温馨的态度重新描述了他前任分析师的这些解释——至少在被我分析的第一年中，他会这样做以强调他还是更喜欢前任分析师。

我们已经讨论过三种似乎与驱力心理有关的阻抗了：与手足间的竞争有关的阻抗、与患者害怕被动性而必须将其转变为主动性有关的阻抗，以及与他顽固执著于对肛门控制有关的阻抗。现在我们要转向根据传统精神分析观点，那些来源于复杂童年经历、与未完全解决的俄狄浦斯情结有关的阻抗了。

在仔细审视关于未完成的俄狄浦斯情结的分析材料之时，我们应该首先认识到，所有先前提到的防御 - 阻抗都可以被说成是从俄狄浦斯状态的冲突向前俄狄浦斯期的冲突防御性地退行的结果。而且，我们还可以这样推测：患者与弟弟的竞争实际上是他与父亲竞争的退化版本，他的窥探性和暴露性，以及对被动性的恐惧，来源于对原始场景（primal-scene）观察的恐惧，而他的肛门主题则完全是他对阉割焦虑的防御。谈到这最后一点时，我们可以进一步推测患者是通过强调其母亲的阴茎层面（带着灌肠注射器的有活力的母亲），并假想自己是其母亲——表面上接受自己的阉割状态，却秘密地保有阴茎。

我觉得自己对这样的推测已经十分娴熟了，由于在每一个案例的分析过程中我们得到的数据几乎是无限多样的，我仍然可以使用驱力心理学以及自我心理学的病原学理论来解释我所见到的任何一个患者的症状和个性特质。但是，就像每位分析师都知道的，我们做结论，并不是通过有技巧地操控大量的数据单元，运用智力创造出一个连贯的、有意义的解释框架。相反的，我们是通过延迟下结论、试探性地应用结论，观察患者对我们（尝试性）的解释的反应，并考虑了所有可能的不同解释后，才得出结论。当我们遵从这种约束，活生生的分析进程——它受到我们对患者整体人格的连贯一致的理解的支持——以及我们对他们的决定性生活经验的共情理解，将会告诉我们一个清楚明了的故事。很明显，每一个解释，不论它在现有的知识框架中多么有效，都不能仅仅被当作一种成就，它其实也是对更深一层思考的阻碍，它是我们发现新事物和接受不曾预料的事物的潜在障碍。我想说，科学进步的阻碍，源自对旧有知识的效忠要多于对新知识获取的无能。

在我概述了传统分析理论对前俄狄浦斯驱力分类的构想，以及与这些驱力相关的自我组织的交互作用——这些作用不仅是一种"固着"，更重要的是一种"退行"——之后，我要接着说明的是，我手边的这些临床资料并没有证实传统精神分析的观点。尽管我以开放的态度去寻找这位患者在分析过程中的俄狄浦斯情结，也因此导致了患者的在临床上被看作阉割焦虑的证据的阻抗，但是我仍然没能发现这个很重要的传统构想，至少没发现它是精神病理的核心。不仅在患者这三个梦的材料中，从这三个梦之前到这个患者长期的分析结束的材料中，我都没能发现致病的俄狄浦斯情结的证据。

案例描述：自体心理学对防御和阻抗的看法

在我详细地——特别是运用三个核心梦境的材料——以驱力心理学和自我心理学观点讨论了我的患者特有的防御 - 阻抗后，现在，我要回到探究的主线上来：精神分析的自体心理学流派会如何分析这个患者的"防御"和"阻抗"呢？

我对这个问题的回应，在某些方面会与阐述驱力心理学和自我心理学观点时的方法类似。也就是说，我不会详述远离经验的一般理论，而是会呈现与手边的具体案例材料相关的自体心理学观点。然而在其他方面，以下的论述和我对驱力心理学和自我心理学的讨论并不相同。即，与上文对个体的防御 - 阻抗的概略性的描述不同，我不直接把焦点放在防御上，而是通过把焦点放在患者整体的人格上来分析防御。只有在对心理图景有一个总体的概括后，且在我对其整体心理组织有一定理解的情况下，我才会对患者的防御 - 阻抗给出具体的评估。

在对这一案例重新作临床讨论之前，我想提醒的是：我决定先聚焦在患者总体的人格上，随后再去审视他的防御和阻抗，这并不是武断的，它是自体心理学者固有的总体立场的基本组成部分。因此，这已经变成了我根深蒂固的一种认知方式——先建构（即使是暂时的）有关患者核心自体结构的假设、自体结构的核心程序的概貌，以及实现核心程序的基本方法，随后在对其人格已有暂时性概貌的背景下评估心理机制的细节。这种方式应该是有其科学合理性的。

毫无疑问，分析师能以这种方式来进行分析，其经验是非常重要的。当大师级的钢琴师掌握了乐曲后，就不会集中关注在每一个细节上（至少不会有意识地关注），而是把自己投入到弹奏乐曲时的氛围当中，并尽力把作曲者希望表达的艺术信息和自己理解的含义表达出来[4]。即使我们从一个人逐渐增加的精通程度这一有限的观点来审视，到底是要寻找心理功能的细节还是聚焦在自体整体的结构上，答案也绝对不会像"先关注细节，然后再转向整体结构"这么简单。对于细节的关注与对整体图景的构架应该在一开始就同时进行，而不是一个跟在另一个之后。因此我认为，要求学习精神分析的学生在初期把注意力只放在心理机制上，直到他们更有经验时才让他们学习在分析过程患者的自体形成整体图景，这样的教学方法是一种迂腐的错误。学生应该在一开始就学着同时做这两件事。随着经验而改变的是意识的重心——经验丰富者可以毫不费力地注意到细节且并不为此感到惊喜。比如，他不会急切地抓住患者的口误，也不会急切地抓住患者对"深入分析"的阻抗。这些行为在我看来就是缺乏经验的表现。

从对心理细节的分析转移到追溯核心自体的轮廓，这是每个分析师在专业上达到成熟的一种表现，但更为重要的是，分析师应该能够从复杂的组织结构中找到整体与其部分之间的联系。在这里，我指的是在人的心理组织与其创造性产物之间的关系。除了一些偶然的例外情况，并不是局部解释了整体的意义和重要性，而是整体解释了那些组成部分的意义和重要性——或者说，这种情况很少发生，即为了理解整体的意义和重要性而对局部进行把握会比为了理解局部的意义和重要性而把握整体更有帮助。此外，有时我们把握整体结构（例如，患者的核心自体；某未知文化出土的建筑的基本用途）的企图遭受挫折，而被迫去描述孤立细节的形式特征，但这些细节只有在总体的目的、设计以及整体的使命［一个人核心的生活计划；出土建筑的用途（工厂？住宅？还是宗教神龛？）］被发现之后，才具有意义。

在上述原则指导下，我现在回头审视我的患者所谓的防御 - 阻抗。特别的，我将对患者自体的变化进行审视，以证明如果我们没有这样的知识，就不能理解这个人的人格结构中"防御"的重要性，以及在精神分析治疗中被调动起来的"阻抗"的重要性。

患者的自体发展

关于这位患者的人格，我能报告些什么呢？作为分析师长期形成的稳固的思维模式让我立刻想到了患者的童年情境——我能够通过对移情关系的观察以及患者的直接记忆重建它。

这位患者童年的情感环境（emotional milieu）绝大部分——虽然并不是全部——取决于他的母亲。她主要以其沉默的存在来控制家庭——在这个家庭里，不论父母与孩子之间，还是在父母之间，有意义的口头交流非常少——她的不满并不是以言语的谴责，而是从脸上的表情清楚地表达出来，并且常常伴随着严厉的惩罚（但绝不是虐待）：打小孩的屁股；只因为佣人说了谎、迟到或包庇孩子们犯的小错而违反了规矩，不容商量地解雇了为家里服务多年的这个佣人；赶走虽然不听话但是和孩子们已经培养出感情的宠物等诸如此类的事情。母亲把军队里机械化的作风强加在生活中，使得整个家庭都弥漫着情感的淡漠和无趣。除此之外，让我再来描述她的一些举动，以阐明我对这位母亲的概括性描述，它们是患者在分析的各个不同时间零散地向我陈述的。

首先我要简要复述一下患者对一段经历的描述——类似的经历在患者7~9岁已经发生过很多次了，每次之间有些微小的不同——我们后来把这称为"被打断的地下室游戏"。尽管它在很多方面都很重要——比如在描述患者的父亲和外公外婆时，以及在描述特殊设定下其母亲人格短暂出现的某些方面时，我会再回来说明——但在此处我提到它主要还是就其母亲的人格及她对家庭影响的本质来谈。患者说，有一次，他的父亲在家里的地下室和两个儿子玩捉迷藏。他们三个都玩得很开心，高兴地笑着、叫着，这时他母亲突然出现了，看着他们。根据患者的描述，虽然她一个字都没说，但是在知道了为何会有笑声后，她的无声谴责是显而易见的。虽然她马上就离开了，如前所述，没说一个字，但所有的快乐好像也离开了他们三个，之后他们又无精打采地玩了一会儿，就停下来了。孩子们回到自己的房间，他们的父亲和往常一样去了他的俱乐部。

另一段经历同样显示了母亲的人格以及她与患者小时候的互动。大概是四岁左右的一天早上，患者从噩梦中惊醒。他梦见自己从一个很高的建筑物上摔下来。在梦醒后的惊慌中他跑向父母寻求保护、安抚和安慰。他的母亲用一种毫无情感的声音面无表情地让他赶紧把衣服穿上。并且后来，在他仍然怕得要死时，她带他来到市中心的摩天大楼楼顶，告诉他这没什么可怕的。

最后，我想说说母亲对患者肠胃功能的态度。具体而言，有两个强烈的信念决定了母亲在这件事上的行为。第一，她认为规律性是最重要的，每天早上必须排便。第二，她认为她孩子在心理上的困扰（包括易怒、坐立不安、疲劳、学习时不能专心等类似的现象）都源于身体中的大便，所以相对应地，要想治疗这些障碍必须把有毒的物质排出来。治疗的工具当然就是灌肠，这位母亲不仅在孩子易怒或出现其他类似情况时使用，同时也是为了达到让他早上而不是晚上排便的目的。

患者提供的母亲这三个实际行为的片段，足以在我们头脑中勾画出关于这个母亲的心理图景。她似乎不懂得温暖，总是以责任为导向，道德感强（有仪式化的倾向），总体上为家庭创造了一种无趣的、严苛的生活（稍后我会特别提到一些例外）。她对人们，特别是对她的孩子，似乎缺乏温情和自然的理解。除了这些我和患者最终称之为"美国的歌特人"（是我向患者提供的这个词，不过患者对格兰特伍德的画也比较熟悉）的人格特质，还有一些证据表明这位母亲有一种弥散的疑病感，她并不特别针对她自己——至少我们没找到任何与此有关的资料——而是针对她的丈夫，特别是她的孩子。患者认为她的疑病焦虑尤其集中在他身上。他母亲变得非常关注小感冒等其他儿童不可避免会发生的一些常见疾病——患者永远不会忘记他在一年级时，学校的医生检查完他以后，简单地写下"健康儿童"的诊断时他有多吃惊——除此之外，母亲对他们的未来也相当悲观。她劝他们做那些简单的、有规律的、可以给他们安全感的工作，不要做那些有挑战性的、超过他们能力范围的工作。

在分析进行了很长一段时间之后，患者的父亲都还只是一个模糊的形象。至少，患者关于他的记忆和情感表达在最初都很少。在分析中，父亲对患者的意义最初被母亲的重要性所遮盖，事实上在他的童年里，母亲的重要性也的确超过了父亲。长期以来，父亲只是一个模糊的轮廓。实际上，即使最终父亲在患者童年时（并且在移情关系中）的重要性被患者承认之后，他也从没有像母亲那样被清晰地界定。他似乎——至少潜在地——是个比妈妈快乐一些的人。他在事业上很成功（他是一家大型工业企业的副总裁，负责劳资关系），在大学期间，他是一名优秀的运动员，获得了很多奖杯。尽管父亲有这么多男性化的优点，但总体上患者和弟弟还是感觉父亲是一个和他们疏远的、沉默寡言的人，在家的时候，他对他们也没什么兴趣，也从没和他们谈论过工作或者之前的成就。就像我之前提到过的，实际上他的父亲在家就连身体的存在也不怎么谈得上。和家人一起吃饭——父母要么沉默，要么就是谈论一些几乎毫无意义的话题（天气、食物等），孩子们也参与不进来——之后，他很快就又出去了。

请记住这些关于患者父母以及患者童年成长环境的重要心理事实，现在我要转向对患者的主要人格问题给出总体看法。熟悉自体心理学的读者毫无疑问会料到我接下来要说的内容，因为在很多方面，这个患者的问题与我描述过的其他患者的问题颇为相似，比如X先生（Kohut，1977：199-219）和Z先生（Kohut，1979）。尽管这三个患者的人格有诸多不同，他们所共有的情感结构对于他们每个人来说都至关重要。这里讨论的患者，与X先生和Z先生一样，都受母亲的影响而发展受阻，他的父亲尽管看起来更健康有活力，也更有能力快乐地生活，但却在身体和情感上都远离家庭和孩子。显而易见，患者需要尝试通过创造补偿结构来拯救自体，或以动力学名词来说，需要试着不再指向母亲，通过对发展有潜在帮助的父亲自体客体的激活来疗愈有缺陷的自体。

　　试想一下患者童年的尴尬处境。他有一个严重病态的妈妈，她对健康抱有十分古怪的信念，没有安全感，又十分疑病——尽管她在表面上看似很坚强（是一种几近偏执的死板，而不是真的坚强）。而且，像施列伯（Schreber）的父亲一样（弗洛伊德，1911，1953，12：12ff），这个母亲不仅在态度上，而且还通过对儿子的行动履行了她的这些信念。我要重申一下，这个男孩的父亲的心理构成，似乎在基础的层面比母亲更健康一些。在商务活动中，他想必是一个主动的、开朗的、有活力的人，容易与人相处并能够自由地表达对生活的兴趣。对于儿子来说，他最大的缺点就是怯于妻子的强势，他害怕自己受制于她严酷的、完全没有幽默感的生活态度，所以宁愿在情感和身体上逃离这个家，也因此牺牲了作为父亲的职责，把儿子丢弃在其母亲的影响下。

　　那么，当患者还是个孩子时，他对这样的情境是如何反应的呢？他怎样才能保持相对来说较为健康的状态，在这有问题的且压抑的情况下，保存能力而使自己变成一个有理性的、功能良好、没有精神病的成年人呢？这是一个很关键的问题，我会尽我所能直接简明地回答它。

简要地说，当患者小的时候，暴露在我所描述过的对情感有害的、使自我发展受阻的情境中，他仍然能使核心自体中重要的残余部分存活下来，因此至少保有了潜在的可能性，能对新的成长机会做出反应，重新开始建构人格。用技术性的术语来说：他保有了可分析的潜能。用日常生活、人性的用语来说：他从未放弃希望。

现在，我们的任务是回答手边两个相关的心理学问题：（1）为什么这个患者能够保有他的核心自体？这主要是起源上的问题。以及（2）他是如何克服心理恐惧而保存这一核心结构的？这主要是动力方面的问题。

对第一个问题的回答有两层，这与弗洛伊德（1953,16：347）所说的起源因素（天生的和环境的）的补偿系列（complemental series）相一致。[5] 我们首先要承认存在推动健康和发展的先天能力，这些能力以核心自体的内在活力的形式出现。反过来说，这活力等价于核心自体对解体的阻抗，以及与有害影响抗争的能力。我们现在还不能完整地用心理学的术语来描述和解释这一活力及其面对破坏时所出现的阻抗。[6] 但是我们已经向前迈了几步，可以定义它的某些组成部分，因为我们发现孩子会为了保存他的核心自体，进而保存潜力去完成其核心规划，并实现他特定的心理目标，而调动起一些特殊的功能。因此，先不管那些源于环境的外在影响——对于那些几乎完全凭借童年经验来考虑病原因素的分析师来说，做到这点并不容易——我认为，一个简便的方法能够提供一些初步的心理学思路，以厘清孩子们的内在心理机制，即观察刚刚形成的自体在受到创伤时产生（a）代偿和（b）防御结构的能力。

在手边这个具体案例中，患者的力量是一种怀有希望的先天能力，他相信会有一个令他满意的自体客体在未来能够使他巩固已经形成的结构，虽然这结构在他的童年很弱、很不稳定。像我之前描述过的案例（比如 M 先生、X 先生、Z 先生），这位患者也是如此：他几乎放弃了镜像的自体客体，而依附于一个潜在的理想化的自体客体。[7]

关于这位患者形成防御结构的能力——这一结构用来维持自体的残余，也就是说，用来维持现状，不管现状可能多么令人不满意——我要给出两个例子来说明。有的防御结构就是为了执行保存自体残余部分的目的而产生的：比如患者在咨询过程中获得一定的镜像回应时，他在移情关系的梦中出其不意地给观众照相，就反映了患者"把被动转换为主动"的防御机制。（这个防御结构基本上保留了其原始形态，除了保存自体的残余之外没有其他的功能。）此外，有的防御结构虽然在一开始具有同样简单的保存功能，但后来能够发展为成熟人格的一部分，特别是在形成稳固代偿结构的任务成功完成之后。在这后一种类型中，我们要说一说患者早期的退向自身的回避，尤其是借助自己天生就充分拥有的思考和推理能力的回避。这些能力的进一步发展［这一过程与哈特曼（Hartmann）的"次级自治"(secondary autonomy) 概念（1964：1-18）有点关系］后来成为了患者一笔相当大的心理财富。（见 Kohut 对这一相同类型的发展的早期探讨,1977：216）

使人感觉轻松一点的是，我现在要从患者人格所能提供的先天力量，转向他所处环境中那些有助于自体提升的方面，这些环境因素也支持他保存了自体（尽管很脆弱和零碎），并使他对可强化和巩固自体的充分的自体客体抱有希望。在患者的童年环境中，他从哪里获得必要的力量和资源去凝聚和保存那作为主动力核心的自体——尽管它只是在某些有限的功能范围内起作用——且更为重要的是，让自体没有放弃希望，相信总有一天能够完成其发展呢？接下来我将以下面的顺序来讨论这些资源：患者的父亲、外公、外婆以及母亲的某些方面。我省略了患者后来的生活中出现的某些支持性力量，包括他的高中老师和一两个同时期的同学，尽管他们也有一定的重要性。

让我从审视患者的父亲对加强患者自体所作的积极贡献说起。就像我之前提到的，他是一个和母亲相比更有活力、更快乐、更少有心理困扰的人。他和孩子们在地下室做游戏，他在工作中找到的乐趣以及他以往做运动员时的非凡才能，都支持了我这个说法。但是，在多年的分析之后，我仍然不能确切地说出患者那剩余的、微小的活力在何种程度上来源于与父亲的交往经历。我能说的是：父亲似乎没有积极地对患者的发展产生影响，至少在他的早期生活中没有。在后来，父亲似乎比在患者小的时候更加完全地屈服于母亲。在这里我不多说细节，但要提一下的是，在母亲坚持要父亲去做她安排的一个任务时，父亲放弃了他所热爱的工作。这件事刚巧发生在父亲将要被提升为企业总裁的时候。在这次对母亲的最后一次投降之后，父亲开始积极地反对儿子所作的一些重要的理性决策，包括想做律师的决定。在之前，他无法站在儿子这一边来对抗母亲，后来便和母亲结盟，做她的发言人。

下面我要审视另外一个人，有很多理由使我们相信，对于患者的自体来说，他要比父亲有活力得多。他就是患者的外公。他的意义有三个方面：作为患者的母亲心中一个不能被超越的男性形象、作为具有稳定生活气氛的祖父母家庭中的一分子——在小时候的许多个暑假，患者都是从这里获取重要的心理养分的——以及作为一个能满足患者某一理想化需求的可利用的客体。

对于第一点，我们没什么好说的，它的意义十分明显。患者的母亲在极大程度上、长期依附于她的父亲，特别是长期对他的理想化，导致她总认为自己的丈夫——患者的父亲——是次等的。这样的低估使父亲无法在家中得到地位，以至于患者需要在后来的童年中寻找一个理想化的自体客体。也有可能，是母亲对其父亲的理想化导致了她缺乏情感上的能力，使她不能展现出能够强化孩子发展的母性态度，这种态度常被错误地看成"高估了孩子"。她不会为他们的天分而感到高兴，也不会自豪地展望他们未来可能的成就，相反却贬低他们现在的优点和未来的可能性，只认为他们应该在将来的生活中找到稳定的、没风险的、平淡的工作。但是，即使由于母亲对其父亲的依附导致了这些有害的结果，它仍然有一个积极的方面：孩子至少知道他的母亲曾经有能力去理想化一个人（尽管她是以孩子仰视大人的方式，而不是以一个成熟的人对另一个成熟的人敬仰的方式）。

对于患者来说，外公第二个方面的意义，即作为强化了患者的生命力的家庭氛围中的一分子，我需要说的就少一些。我对此有所简化的原因在于，我赖以分析的那些回忆很少是关于患者与外祖父母之间的交流，而是关于那（可能是）三次在他们家过暑假时的整体气氛以及和他们在一起时对他产生的即时影响。因此，我没有特别的信息来证明是外祖父母本身造成了这些有益的影响。我能告诉大家的是，在患者和弟弟与外祖父母一起度过的这三个夏天里（他们的父亲除了周末简短地探望他们外其余时间都不在，母亲大概有一两个假期中的一半时间陪他们一起度过），孩子们很开心、很开朗，运动方面的成绩也很好，而且也能参与到同龄人的活动中。

最后一点，外公被作为患者理想化需求的目标对象，其可用性我能提供较多的信息。外公的人生故事很浪漫，不仅因为它描述了一段从相对贫穷到富有的历程，还因为外公在年轻时是未开发地区的拓荒者，挺过了很多危险，造就了他充满传奇的一生——而这些他并不愿意提起。我还要补充的是，外公外婆家和患者自己家里的情形有着鲜明的对比，很明显，外祖母非常仰慕她的男人，虽然她自己是个坚强且有安全感的人，但她从不和丈夫竞争，甚至鼓励他成为众人瞩目的焦点。

我们讨论了外公对患者的健康影响，以及外公外婆在几个暑假中给患者提供的那些氛围（在患者还是 7~11 岁低年级学生的那几个假期），我现在要回到患者的母亲身上。在某些限定的领域内，我希望能够概括出母亲可能给患者的自体提供的支持，虽然在总体上说她的影响毫无疑问是有害的。

在分析中，患者也提供了一些关于母亲的有积极色彩的回忆，但一些原因使我非常怀疑其中一大部分内容——不是全部——的真实性。其一就是，许多时候出现这些记忆时，患者都没有伴随着快乐和满意的情绪。相反，这些记忆常常出现在患者处于前进还是后退的拉锯状态下，那时的患者在犹豫是否要松动母亲紧紧绑在他身上的束缚。特别是，患者会与母亲意象保持一段距离，并开始怀疑她的心灵的功能是否正常。但是，分析中的很长一段时期里，患者每一次与母亲在情感上产生一定的距离后，都会接下来伴随着一次又靠回她的移动，因为患者会怀疑自己当下心灵的运行功能，并因为觉得错怪了母亲而责备自己。在这情绪反弹的时刻，他就会举出母亲的一些积极举动，以证明他之前对母亲的看法是错的。关于那些母亲（作为母性的自体客体）的对其发展有利的回忆，我怀疑其真实性的，还有第二个原因。那就是，很多这些积极的回忆都出现在患者暑假和外祖父母在一起的情境中，也就是说，都涉及妈妈和儿子和外祖父母在一起的那段时间。确实，在这些时间里，母亲对孩子的表现会比平时温暖一些、放松一些，但在我看来，她所扮演的更像一个大姐姐的角色，而不是母亲。和孩子们一样，她也从父母家庭中放松的氛围获益，也在她父母的关系中得到了支持，更确切地说，长期超负荷的感受——我相信她在婚姻生活中一直都在承受这种感受——慢慢减弱了，于是她便可以给孩子们一些真心的情感上的付出。

解释完我的怀疑后，我必须补充的是，仍然存在一些好的理由，让我们不能完全否认母亲作为一个自体支持者的角色。尽管，据我所知，母亲在一年中的大部分时间里，所作的贡献很少，但在假期中——甚至在他们离开外祖父母家之后——她似乎放松多了，给予的也更多。对患者来讲，他母亲所做的最重要的事就是晚上大声地给他们讲故事。她似乎有选择地单挑了一些男孩子的故事，并兴趣盎然地读给他们听，且把这种兴致蔓延到一天的其他活动之中。比如有一次，在读完一个关于孩子和狗的故事后，他们都决定——实际上他们也确实这样做了——养一只狗，并且用故事里的名字叫它。这阅读的快乐也确实成为了患者在以后生活中真正的满足感的来源。此外，我相信，是母亲选择的那些故事的内容——比如在遥远的异国他乡冒险的故事——促使了患者后来致力于另外一种让他满意的成人活动：去参加冒险的，甚至大胆的旅行，并且对异国文化产生了兴趣。

说了这么多，我并不想给大家留下这样的印象：母亲提供了使患者没有变得更加病态的积极且有生命力的力量。有个事实让我得到了如下结论：在治疗中患者的自体客体移情——对其所做的分析最终帮助了患者——逐渐从母亲转向外公和父亲的父亲象征上。对于这个问题：他儿时的这些家人会怎么看待他现在做的这次精神分析呢？患者有一次自己的总结是：他的父亲很有可能根本不理解分析是什么，但他不会反对；他的外祖父母也可能不会了解分析都涉及了什么，但他们一定会说："如果它对你有用的话，就去吧！"；他的母亲可能会完全理解分析，但会无情地反对。

患者的"防御"和"阻抗"

我已概括了那些在患者的童年中，阻碍或促进其稳固建立自体的主要影响因素，现在我可以回到我在分析中觉察到的患者的防御和阻抗这个话题。我的陈述既不系统，也不完整；我的目标并不是无所不包地呈现这个案例，而是想说明，对于这个现象——不论我们把它看作一种潜在的能力（防御），还是看作在分析中潜能的通过行为的表达（阻抗）——的重要性，我们的认识所发生的变化。我希望我下面要做的工作能有一个逻辑性的框架，故而我将按照我个人目前估计的它们的心理学深度和重要性，由浅入深地、由轻而重地讨论患者的防御－阻抗。使用传统的术语再一次具体地说，即，我会从与手足竞争主题相关的阻抗开始，然后是与患者的窥视欲和暴露欲相关的阻抗，接下来是与肛门性欲有关的阻抗，最后集中讨论与和父子关系联系在一起的同性恋和竞争性攻击冲动有关的阻抗。

很明显，患者的"阻抗"常常与他对分析师和分析任务的直接攻击性相连，鉴于这一事实，我觉得在此应该暂时离题一会儿，来处理一个普遍存在的错误认知，即，自体心理学不论在理论上还是在临床上都是忽视攻击性的，也就是说自体心理学没有给攻击性在人类生活中的重要性以应有的地位，也无法在临床上处理攻击性，更不能使患者面对它的出现，也无法鼓励患者承认它、体会它。事实上，从自体心理学的理论陈述以及自体心理学临床工作者对患者的回应上看，这一说法是非常错误的。其实，就我自己最近的临床经历来说，我目睹——且真正体验到了！——比之前我在传统分析的概念框架下工作时，患者具有更加强烈的攻击性。

关于人类攻击性和破坏性的理论陈述，我可以简短一些，因为我在别处已经完整地讨论过了（Kohut，1978b，2：615-658）。只要说这些就足够了：我把直接针对客体的攻击（那些阻碍其所抱有的目标的客体）和直接针对自体客体（那些伤害自体的自体客体）的攻击作出了明确的区分。尽管在事实上，同样的态度或是行为可能既包含竞争性的攻击，也包含自恋性的愤怒，但作出这样的一个区分仍然是有效和必要的。因为：（1）在很多例子中，这两种类型中的一种攻击性（特别是自恋的愤怒）并不会（或者只是很小地）混合另外那一类型的攻击性；（2）这两种攻击潜能对社会和内心造成的结果完全不同。那些指向与我们进行竞争的客体的攻击性，会在客体不再是我们的阻碍或者是我们达到目标后立即停止。另外，这些攻击性不会产生心理病理；当发生在童年时（例如，在俄狄浦斯竞争或者手足间的竞争中），它们也不会成为神经症的核心。与之相反的是，自恋的愤怒不会因为成功地抵抗了入侵者而感到满意——那种伤害仍然会持续，而愤怒也仍然在。因此，童年期自恋的愤怒（比如与作为自体客体的父母和兄弟姐妹间的对抗）确实才是自体病理生成的重要因素。

对于那些说我们在临床情境中忽略人性的敌意的批评，我也可以很明确地予以回应。在咨询中我们很少需要去"解析"针对客体的攻击性；这一类型的攻击性所唤起的冲突（比如内疚感，或者爱愤之间的不稳定平衡），并不是精神病理的构成成分，不管它是多么地严重，也只是人类正常体验的一部分。但是，对于自恋愤怒，自体心理学派的分析师一定会非常敏锐地加以重视。

我不妨举一个真实的例子，这好于只是理论上的讲解。一位接受我的分析很多年的同事，在回忆自己在治疗中的收获时告诉我说，精神分析界有很多的谣言，说自体心理学家不重视人性中的攻击性和敌意（也许是因为他们对患者太好了），但有点讽刺的是，他第一次深深地、完全地感受到强烈的杀人欲望，是在接受我做的分析时，而不是在他自己接受培训的分析中，虽然在培训分析中的分析师一直重复和坚持让他面对自己的敌意（特别是在移情关系中）。回顾过去，他告诉我，在很久以前的一次分析会谈中（我觉得应该是在分析的第一或第二年），他才第一次感受到这种欲望——至少是第一次有这么清晰的强度。这发生在分析完一个梦之后，这个梦我们已经花了好几次会谈的时间去分析了——鉴于另外一个对自体心理学的误解，我必须说明，这不是一个关于"自我状态的梦"。梦中的场景是在离我办公室不远的一个街区。患者看见一个虚弱的人在沿着这条街走，街通向一条林荫大道，那里有一个站在马背上的高大、强壮、骄傲的战士雕像。当患者观察这个缓慢的、行动不稳的、虚弱的人时，发现那并不是一个真实的人，而是某种稻草玩偶。因为愤怒，患者捅了稻草娃娃好几刀。让患者吃惊的是，面对刀子上流淌的浓稠、鲜红的血，他没有任何内疚感和恐惧感。

患者回忆说，他在上一次的分析中有类似的梦境出现，前任分析师在听完他的联想后，往往会把它解析为俄狄浦斯情结所包含的与父亲对抗的敌意（比如想贬低他、杀死他），并鼓励他接触这些情绪，特别是在移情关系中。患者也记得这一切让他感到多么的沮丧：证据看起来很明确，且无可辩驳，但他的感受只处于理智层面。特别是，他并没有体会到想杀死分析师这种欲望——只是在分析师不能帮到他的时候有一些有意识的适度的愤怒。那么，在和我治疗中，他怎么会第一次感受到这样一种欲望呢？据他的理解，原因如下：我从没有谈到过他的愤怒，从没有让他面对梦中所描绘出的谋杀意图，也从没有讨论过为对抗这些情绪而产生的防御，我没有像他的前任分析师那样，认为为了使分析生动、真实、有意义，就必须要经历这些。相反，出乎他的意料，我对他这个梦的反应与前任分析师的反应完全不同。在很多次会谈中，我大体上都是在安静地倾听这个梦之后出现的材料，这些材料部分地来自对梦中元素直接的联想，另一部分与这个梦好像没有直接关系。在我最后做出回应时，我的焦点没有孤立地放在梦上，也没有放在梦中描绘出的那些具体的攻击行为，亦没有放在患者心中或许有，但被自己用情绪分裂的方式防御起来的那个具体的谋杀欲望上。据患者回忆说，我所作的解释的核心是患者对一个虚弱的父亲的失望，这种失望不仅存在于童年中，还存在于现在的移情关系里（那个稻草玩偶表现出的是我身体上的虚弱）。

在分析中他仍然在努力希望得到一个强壮的父亲（骑在马背上的男人雕像），但因为我并不是这样的一个父亲而觉得失望和沮丧。作为对我的这种分析的回应，他开始不仅告诉我在做梦前一个小时发生的引发这个梦的小事，还谈到了他早年的生活。他是年老且不堪重负的父母的最小的孩子；在节省、萧条、退缩的大环境中长大；爸爸患有慢性病，在他十一岁的时候就死了。这些回忆充实了我解释的框架，并最终使他充分认识到自己由于想摆脱多病忧郁的父亲，而产生的相关的愤怒有多强。毫不奇怪的是，并非父亲身体上的虚弱激怒了他，而是由于父亲的情感活力的匮乏；在移情关系中也如此。前一次的分析基本上以失败告终，原因并不是分析师身体上的虚弱，而是因为他不能理解为什么患者攻击和贬低他。正是因为缺乏这种共鸣，使他变成了稻草玩偶。然而当患者在愤怒和沮丧下攻击我时，真正的血最终出现了。

回到这个问题的主线上来，即我的律师患者紧紧围绕在那三个梦上的阻抗。就像我之前说的，我会依据自己的评估，按照它们在心理学上递增的深度和重要性排序，依次来讨论患者的防御和阻抗。用传统术语来说，首先我要说说与手足竞争主题相关的阻抗，然后是与肛门性欲有关的阻抗，最后是那些为反抗其消极同性恋和俄狄浦斯竞争冲动有关的阻抗，也就是那些与父亲有关的主题。首先我们来看在分析中，埋藏在手足竞争情结中的那些患者人格方面的防御和相关的行为方面的阻抗，毫无疑问，他的弟弟在患者的童年里扮演了一个情感上非常重要的角色。他坚持认为弟弟在身体方面比他优秀——特别是更加的协调——并且弟弟因为身体方面的优雅以及顺从的态度而得到了妈妈的偏爱。患者为了应对这种情况而形成了特定的性格上的防御——即长期对优越采取回避态度。用客体 - 本能的术语来说：患者因为母亲爱弟弟而不爱他，所以力比多欲望受挫，他对这一创伤感到害怕，他否认驱力 - 欲望的存在，并回避到孤立的自恋当中——这里使用的"自恋"在传统上有贬义的意味——他自我感觉良好并鄙视那个看起来顺从随和的弟弟。这一态度在分析中也扮演了重要的角色，尤其是在分析的初期。不论何时，一旦他觉得被洞悉了，就会采取回避的态度。而其他的患者（比如这个弟弟）一定会非常接受我的分析，而且会很高兴，因为终于有人能回应他们了。然而这个患者并不希望我了解他，对我理解和帮助他的能力——以及总体的分析能力——也不感兴趣。因此，他在自豪地告诉我他已经可以与妻子成熟地相处，以及在梦中得到了我对其进步的认可（虽然是和弟弟分享）之后，他突然就将情境颠倒过来，举起了照相机并把我推向了痛苦的、受人注目的焦点，并否认自己曾要求得到扮演母性功能的分析师的具有自体肯定功能的镜像回应。

我知道，在以上的陈述中我已经不知不觉在使用自体心理学的词汇了——那就这样吧。很明显，这里涉及的并不是对客体爱的挣扎，而是对能强化自体的反映的需求：希望被赞同地、称许地关注着，并且希望可以带着这种自我肯定继续使我们的核心得以稳固的发展。

自体心理学家会如何对这样的"防御 - 阻抗"进行回应？要通过小心的措辞，来温和地表达出那轻微的指责吗？要向患者解释说是患者的态度妨碍了分析的进展并拒绝了分析师的帮助吗？要分析阐述那些在阻挠缓和冲突的冷漠态度掩盖下的深层次的欲望吗？（比如渴望出类拔萃的欲望）是的，所有的这些都要在不同程度上使用到，就像我很久之前指出的那样（Kohut，1978b，2：547-561）。

　　但是还有更多方式。我们要走出的具有决定性的一步是——自体心理学"提倡"这一步骤，但并不是说分析师一旦接受了自体心理学的一般原则，就会自然地把它作为对待患者态度中的一部分，并自发地采取这一步骤——我们要理解，所谓的防御‐阻抗，其实既不是防御，也不是阻抗。它们是保卫自体免于受到破坏和侵蚀的有价值的活动，不管它可能非常虚弱或很有防御性。只有当我们意识到患者除此之外已经没有更健康一些的态度可供其利用时，我们才能恰当地评价出"防御"和"阻抗"的意义。患者以此来保护这个残缺的自体，使它在未来能够重新成长起来——从发展受阻的那一时间点开始继续发展。并且，那些在分析时能够从患者的角度来看待世界的分析师们，会对这样的认知有很深的理解，而这会为患者的发展受阻的自体所渴望的发展性活动提供最好的土壤。对患者而言，分析师这样的认知比其他所能提供的任何东西都要好，不论分析师在这种时刻的传统的"现实主义"有多么根深蒂固。

　　但是为什么我们仍然很难遵循这一原则行事呢？有两个原因，一个比较次要，一个比较重要——甚至是决定性的。比较次要的一点是由于分析师的自恋弱点，比如分析师在提供帮助却遭到拒绝时会产生挫败感。在自恋受到伤害时，分析师会变得愤怒，并且会以科学的、道德的，或者最为常见的是用有道德色彩的科学术语来为自己的反击合理化。而另外比较重要的一点是，我们都被浸泡在一个非常有道德色彩的理论中，这一理论以"面对事实"作为疗法的核心，并且它与同样具有道德色彩的、需要把潜意识变为意识的科学模型交织在一起。根据这一模型，所有与"产生意识""变为意识"相对的，都是阻抗。自体心理学的看法是，这一模型尽管在治疗师对某些观察到的心理过程的细节进行解释时相当有用（比如在他解析梦时），但这一理论从属于下面这个理论：自体的发展是受阻还是被重新激活，实际上是对阻碍自体发展的自体客体或是促进自体发展的自体客体所作出的回应。

　　特别的，通过我的律师患者所做的那个用拍照来惊吓观众的梦（第二个梦），我们可以看出他是如何保护自己而不受那个他形容为"有点疯狂"的母亲所干涉的。而且他时常这样看待分析：分析是一个尽管表面上看起来很理性、很科学，但也"有点疯狂"的系统，也就是说，分析更热衷于证明它理论的正确性，更热衷于解释心理现实，而不是以开放的态度去了解患者的内心发生了什么。我们逐渐了解到患者对这种强加在现实上的理论所持的态度，在这一前提下，我开始觉得他对弟弟"顺从"母亲的那种"鄙视"，并不像我们最初推测的那样单纯。确切地说，并不是由于鄙视和不与弟弟竞争使得他形成了这种孤立的优越感，虽然他自己一直是以这种方式来理解自己态度的。正相反，孤立是他早期认知的产物，尽管并不十分肯定，但他知道弟弟已经不可挽回地受到了母亲的伤害，因为他不像患者一样，没能维持住自体的整合来对抗母亲压迫性的要求和期待。这个母亲最为喜欢的弟弟，在后来的生活中确实受到了更多的伤害——他变成了一个流浪汉，有很多不稳定的人际关系，事业失败，也不愿意或者说是不能来寻求治疗上的帮助。[8]

　　在转向患者下一个防御 - 阻抗群之前，值得再一次强调的是，防御 - 阻抗的全部概念在本质上都属于同一心理学体系——弗洛伊德先占观念的传统精神分析——这一体系是从认知的角度来定义患者是进步还是退步、分析是成功还是失败。"知道"还是"不知道"，这是在传统分析中需要审查的问题。而自体心理学，在自体 - 状态导向的背景下，表达其观点时更加接近莎士比亚笔下的哈姆雷特，这个是"在"还是"不在"（to be or not to be）的问题；自体心理学是在考虑自体及其存在的情况下，思考进步还是退步、成功还是失败的问题。换句话说，存在，即使是保存着一个病态的自体残余部分，也好过"不在"——接受他人人格的接管而不是来自他的积极回应。像我之前说的，认知轴可以很好地应用于心理过程的机制理论，但是对于那些把注意力放在观察患者自体变化过程上的分析师来说，这一知识已经被他们放在前意识中，变成一种习惯了。只是偶尔，在很少情况下，他会在某一时刻注意到可辨识的心理机制的细节部分——但这就像一个钢琴大师会在某一时刻注意到自己手指的位置一样。总体来说，这已经不再是自体心理学者的兴趣所在了。就像钢琴家把所有的注意力都放在所表演作品的思想及其散发的艺术信息上一样，有经验的自体心理学导向的分析师也一样：细节渐渐淡去了，他会仔细审视的是患者逐渐增强的那些促进或阻碍其发展的自体和自体客体因素。

我们在细节上审视了患者的与手足竞争主题有关的防御和阻抗，也从自体心理学中较有优势的方面重新评估了它们的重要性，现在我要稍简短一些，来讨论与窥视欲和暴露欲相关的、与肛门期固着主题相关的以及与俄狄浦斯竞争主题相关的那些阻抗群。我在这里的讨论可以简洁一点，不仅因为所有这些主题都彼此交织在一起，之前我已经在一定程度上含蓄地讨论过了，更因为我审视这些主题的目的只是想表明一个原则，我相信这一原则已被我充分清晰地勾画过，不再需要更进一步地阐释了。它可称作"自体保存最为重要"原则，我将通过对其他三个阻抗群的分析来进一步地说明。顺便说一句，在这里我要指出，自体心理学过去提出的关于自体和客体有独立发展脉络的构想再一次被证明是有效的。自体的保存，作为自体心理学的一个专用术语，与那些具有社会文化含义及价值观导向的概念诸如自私、自恋、自我中心等没有关系。成功的自我保存不仅可以与个体对客体的充分的爱的投注相共存，而且对于许多人，即使不是对于所有人来说，它更是"客体爱"的先决条件。

关于窥视欲和暴露欲的主题，首先让我重申一下，患者对"镜映"的需求是天生的，也就是说，他需要被快乐的父母自体客体带着愉悦和基本的赞同来加以看待。他母亲的自体需要的缺陷——即需要把儿子列入自己的疑病症中并严厉地加以控制（不仅是身体功能，还包括他们的想法[9]）——以及缺乏一个本应以儿子为荣的父亲，导致患者未被提供那些可以促进自体发展的回应。所以，每当患者以通过镜像来增强自体的这一需求增加时，他就会强烈地、痛苦地感觉到羞愧和尴尬［见Kohut用传统的元心理学（meta-psychology）的术语对这些感受的解释，1978b，2：440-442］。但是，患者没有像弟弟那样，把他的自体让渡给自体客体来完全控制，他能够通过调动自己的攻击性——也就是将被动变为主动——来保存自体的完整。因此，他变成了一个有虐待倾向的窥探癖，将自体客体或其替代物暴露在外，使他们因为暴露而感到羞愧和尴尬。从那个在公共场合裸体的梦（第一个梦）到那个突然给分析师观众拍照的梦（第二个梦），就展现了这个反应序列，那个拍照的梦的显梦内容本身也显示了这个序列。

那么关于肛门性欲的防御 - 阻抗呢？我不想全面地阐述和贴近这一主题，而希望通过一个单独的临床片段来证明我的观点。肛门性欲的主题——也就是（被压抑的）肛门性倒错主题——并没有在我的分析中显得特别突出，但前任分析师一直认为这是真正的症结所在，母亲的疑病，以及她通过灌肠来进行控制的主题和这相比是次要且非本质的。但就像我指出过的，患者频繁地提到他的前任分析师——似乎是在把他和我进行比较——并且在接受我治疗的第一年中，反复回忆起前任分析师时常面质他在童年和移情关系中显示了肛门性欲。前任分析师似乎认为患者和他的母亲都很享受灌肠的这个过程，他之所以拒绝排泄，是为了能延长这种快乐，并且在最后时刻屈服，排出大量的粪便，从而达到某种肛门高潮。前任分析师随后的解释是，患者不愿向自己或者分析师显露出这种不会被接受的快感，就像他在童年时将其隐藏起来时一样。就是患者的这种不愿面对自己依恋于退行快感的情感，导致了他在分析这些经历时产生阻抗，即不愿以传统精神分析所解释的去理解它们。

这是一个不错的、内在一致的故事，但我认为有个不一致的地方。如果上面的解析正确，大家便能预计，因为我没有在这个主题上给他施加压力，患者将得到解脱，相应地，大家不会预期患者自己将继续这个主题——作为与前任分析师有关的反复出现的回忆。而患者这么做，并不是出于服从而不得不作的陈述，也不是把我和前任分析师之间进行对比的一种方式，而是为了他自己，并且明显地不带有冲突的意味。事实上，激发患者回忆上次分析中的肛门主题的，并不是他自己的肛门性欲（这在他的人格中确实只起到了很微小的作用），也不是阻抗——希望继续前一次的分析以排斥第二次分析。实际上，患者的潜在动机是我正在重新阐释的四种防御 - 阻抗中的最后一种：父亲情结。简言之，患者之所以提到前任分析师对肛门性欲的解释，与分析师的表达方式有关。在我们最终找到解决问题的方法时，患者意识到，前任分析师在和他讨论肛门主题时所流露出的那令人舒服的温暖，对他产生了很神奇的影响——并不是分析师解析的内容起到了作用，而是在那时他所采用那种语调，传达了一种活力、生命的乐趣、深深的感性和生命力。前任分析师经常这样说他："一开始，你先抑制住那些你认为有价值的，但是后来你会造出'大量'的产物。"特别是这最后一句，分析师含有双关意义的话语对患者儿时以及当下的活动产生的那令人舒服的、肯定性的和显著的镜像作用，都是患者所珍视的记忆。也就是在这样的时刻，患者最深层的需要引出了一种无心但恰当的回应，我会结合由父亲情结而产生的阻抗，进一步讨论这种需要，其实，如果自体心理学导向的精神分析师考虑过我之前所描述的患者无趣的童年环境的话，就已经可以了解这种需要了。

现在，我要开始——其实已经开始——讨论第四种也就是最后一种防御 - 阻抗。我会重新解释一下那些传统上关于男孩和父亲间的俄狄浦斯竞争，男孩部分被激活的消极同性恋倾向以及为对抗这两种互相关联的被内驱力推动的潜意识欲望而产生的防御 - 阻抗。

再者，就像我对患者的其他在传统观点下的防御 - 阻抗进行的重新阐释一样，我并不是想证明，自体心理学的解释是正确的而传统的解释是错的，也不是想证明自体心理学的解释比传统解释的更为深刻——也即，自体心理学探究更为基本的心理构成。[10]我的目标是呈现一个与传统观点不同的视角，希望那些愿意把怀疑暂时悬置起来的分析师能够采纳它，并在自己的临床工作中加以检验。

首先我们来说一说父亲主题，这一主题尽管在分析刚开始时就短暂地出现过，但它在很后期才占据核心位置，用传统概念来说，是在分析了手足冲突和前俄狄浦斯期的母亲依恋之后，这一主题才慢慢占据核心位置的。而且，在这一主题中，我为了探索患者的感受而做的尝试所激发的患者的"阻抗"，甚至要比他对抗母亲依附时所调动的"阻抗"要强烈得多。[11]在对母亲主题进行了很长一段时间的分析之后，以及在他开始觉得母亲"有点疯狂"之后，他对父亲的感受出现了，这不仅体现在移情关系中，而且还出现在与移情关系相联系的关于父亲和外祖父的童年回忆里。

简单地说，患者所浮现的并不是想要父亲死去的欲望以及对此想法的阻抗，而是对强壮的、重要的理想化父亲－分析师的渴求。在这一点上，我和患者最终对第三个梦的理解与临床材料相吻合。我们回想一下，在梦里，心脏病发作的父亲－分析师的复活，似乎可以用死的愿望以及对抗这一愿望的反向形成等术语来解析。不过，实际上，复活这一幕表达了患者想把分析师从一个衰老的、虚弱的、正在死去的人变成一个活生生的、有生气、有回应的理想人物的愿望。后来他对分析师、父亲以及外祖父的联想材料都支持了这一解释。

从我已经回顾过的材料中来看，母亲阻碍了儿子去理想化一个强壮而有活力的父亲，这一事实不言自明。我描述过的他们在地下室受挫的捉迷藏游戏，充分说明了患者的核心童年氛围——来自母亲的无趣和禁锢是强大的，来自父亲的趣味和活力是微弱的。而且或许有点奇怪的是，母亲的态度也阻碍了儿子对外祖父的理想化，尽管她自己把父亲理想化了，并且或多或少地利用了他和他的成功贬低了自己的丈夫。

在此我不打算再描述患者和外祖父母一起度过的那些夏天里，男孩的自信心以及运动表现方面的提高，以及他在社交中的羞怯的减轻是如何发生的。现在我只强调患者的一段回忆，它出现在分析后期的一个关键点（患者意识到他自己在暗中仰慕我并把我理想化了）之前。母亲用她特有的方式阻碍了儿子从与外公的接触中完全的获益，使患者对外公身体上的虚弱有过于夸张的担心。是的，外公在年轻时——那个时期是属于女儿的——是个拓荒者和很棒的人，但是心脏病几乎把他变成了一个废人，他不能再努力了，而且随时都有可能死去。那段回忆是在患者十三四岁的时候，外公邀请他到他的专属俱乐部去吃饭。那天只有患者和他外公两个人：这是一个男人和男人间的聚会，外公和外孙都很开心。但是，患者记住的并不是那个场景本身，而是一个看似微不足道的细节。那天是一个代班司机送他们去俱乐部，司机让他们在一个很陡的斜坡上下了车，从那里到俱乐部还有一个街区的距离，但是当他们意识到这个错误时，司机已经把车开走了。尽管那天晚上很冷，刮着风、下着雪，但外公却毫不犹豫地迈着有力的步子爬上那又长又陡的斜坡。直到他们愉快地到达目的地，外公都没有表现出任何不舒服的感觉。在某种意义上，男孩在那一时刻的感受，就好像当年他看到学校医生诊断他为"健康的小孩"（这与他妈妈对他的印象完全相反）时的感受一样。特别要指出的是，在分析中，患者在自尊方面产生的决定性提升，更多地与理想化自体客体的获得有关，而不是直接的镜像的体验（例如从学校医生的诊断所得到的镜像）。换句话说，他的发展导致了可被激活的补偿结构的永久性建立——当用于巩固初级结构（primary structures）的自体客体回应不能被成功地获得，患者转向了这一补偿结构。

就是在这关于父亲和外公的主题上——而非那些手足竞争、窥视欲与暴露欲、肛门性欲以及母亲依恋等主题——自体心理学导向的分析师对待这一系列涉及"防御 - 阻抗"现象的态度，看起来像是处于自我心理学的理论框架中。但我们不得不说的是，尽管自体心理学者也是为了消除阻抗而去分析阻抗，我们的立场在本质上仍然是不同的。换句话说，我们不能放弃这样的信念：自体以及它的核心程序的残存部分才是每一个人人格的基本力量，作为最后的手段和在最深的层面上，每一个分析师最终都会发现，自己一定会面对患者这些基本的动机力量。再换句话说，我们不能接受以下这样的看法：我们所做的工作其实就是一场增强认识的战争，一切阻碍"意识化"的、阻碍了分析师与患者在自由联想的交流中分享所要解放的认知内容的事件，都要被认为是"阻抗"。无论分析师有多么强烈的愿望想去屈从于西方人那种把知识的价值放在价值体系的制高点上的历史悠久的倾向〔知识价值的首要地位，可以追溯到柏拉图笔下的苏格拉底；可参考的其他一些作品如莱瑟·希庇亚斯（Lesser Hippias）、斐德罗（Phaedrus）、普罗泰戈拉（Protagoras），以及柏拉图自己的《理想国》，特别是第 6 卷和第 7 卷〕，他都不得不承认，价值首位是相对而言的，至少在我们这个时代，自体的抗争及其保护自己潜能的愿望，占有绝对的优先权。因此，对于我所描述的那些与手足竞争、窥探欲、肛门性欲以及母亲依恋有关的"阻抗"，自体心理学导向的分析师一定会把它们解释为健康的心理活动，因为以它们的结果来看，它们都保护了患者自体未来的成长。而且，即便是在父亲主题上，自体心理学者与自我心理学者也仍然有很大的不同。二者不仅仅是在基本动力构成的解释上有很大的分歧（一个认为是对母亲的性 - 驱力欲望激发了对父亲的俄狄浦斯竞争，另一个认为是为了强化自体而需要一个强壮的、理想化的父亲），即使不管这些内容上的不同，自体心理学者也不能够赞同那些说他们在这种情况下处理的主要是患者"阻抗"
的这种说法。

的确，即使从那些误导性、扭曲性的偏见——不幸的是，我们对偏
见的定义经常是一种自我满足的预言（self-fulfilling prophecy）——省
悟之后，患者也会像孩子一样不愿意面对事实，自体心理学者可能会把
这认为是一种阻抗，认为患者不愿意理想化分析师（当作父亲）；毕竟，
这种态度阻碍了患者把自体放在一个能巩固它、促进它整合的体验里，
而这种体验正是患者所需要的，或者在一个更深的层面上来讲，是患者
渴望的。但是自体心理学者所指出的患者"在更深层次上""渴望"在
移情关系中理想化一个父亲的形象，不能与传统分析中的强迫性重复混
为一谈。后者是驱力-愿望的一种表达，不管其目的是快感（性欲、爱：
爱神）还是痛苦（痛苦、毁灭：死亡之神）。自体心理学者所说的"渴
望"表达了患者人格最为健康的一个方面；表达了他对完成其发展并实
现自体核心程序的一种持久的渴望。那么，与人格的这条核心线索相关
的阻抗是什么呢？患者在移情关系中被激活时，会隐藏起自己那有缺陷
的自体需求，这一点是不是类似于传统分析师看到的，患者因为预感到
如果允许他的指向父亲-分析师的驱力-愿望（原欲的以及敌意-破坏
的）出现，他就不得不遭遇痛苦和焦虑，故而加以抵制？绝对不一样。
就像案例中患者对抗手足竞争、暴露欲以及肛门性欲而产生的那些阻抗
一样，有关父亲自体客体的情况也是如此。所有这些所谓的阻抗，都是
为自体的基本目标服务的；它们从来都不需要被"克服"。[12]当 Z 先
生"试图把父亲关在门外"（Kohut，1979：8）时，这个举动的自我心
理学概念可能是这样的：自我，被原欲（被动的同性恋倾向）以及破坏

性原欲（杀死竞争对手并独自拥有母亲）唤起的焦虑所驱使，正在竖起阻抗——这种阻抗，当过去的情境在移情关系中被激活时，就会重新出现。但是，自体心理学家的观点与之不同。他会认为 Z 先生摔门的举动代表了他所需要的渐进与调节。一个满载着认同的闯入性的父亲和一个可获得的（available）、可被理想化的（idealizable）父亲，在心理上的影响是不同的。我们对这两种情况的混淆，是我们机械化的、非心理学的思考方式的结果。"闯入"是没有对孩子的需要产生回应；它未受到对孩子的共情的指引。"可获得性"（availability），我在心理学意义上使用该术语时，就是回应性（responsiveness），它是受共情引导的。当 Z 先生关门时，或者对分析师有类似的表现时，他表达了他的需求。一旦分析师不能给他所要的，他就会这样做。我的律师患者在移情关系中对自己的理想化父亲需求的出现产生的"阻抗"，也可以这样分析。

我知道，以上我试图为自体心理学对于防御和阻抗的观点编织出一个图景的过程中，留下了很多未了结的线头。而且我还想说，我并不会因为没有清干净这些线头而觉得抱歉，因为我真心相信，好的文字应该总是留下一个未完成的任务。换句话说，我应该让读者利用自己的综合能力积极地参与，即使冒着他得到的结论并不是我所预期的风险。

所以我在下面的陈述中，不会尽力给出总结并以此保护我的信息不被歪曲。我对这个律师患者的个案——对于它的分析给我提供了丰富的例证——的防御 - 阻抗的再评估，到目前为止只有一个方面被我忽略了，我要最后简短地给予说明。我一直聚焦在个体的防御机制上，也就是说，我以传统方法作为我的出发点，这使得我至今不能对一个更为宽泛的议题发表评论。此议题与我以前在另一背景下（Kohut，1977）提到的一个议题有关，彼时我说传统分析的那种刻板的矜持态度也许（碰巧地？）适合那些在童年一直忍受成年人非共情的过度刺激的患者，但是这一态度，如果被患者感受为早期的过少刺激和情感疏离的真实重现，将是非共情的和创伤性的。

如果让我首先简短描述一下我的患者在分析中所达到的在总体上有益健康的那些人格上的改变，我要说的是，在一开始，他非常拘谨，对解放自己的情绪持怀疑态度，并且不能放松下来（无论是在社交中还是在分析的情境中），但是渐渐地，他变得随和了，有了幽默感和欢笑的能力，说话也更加自在，也可以更加开放地表达情绪——总之，他比以前更加令人觉得温暖和富有人性。

我提到这些方面的变化（不仅在分析当中清晰可见，患者的同事、熟人，以及最终渐渐地他自己，也都看到了这些变化），并不是为了显示在自体心理学路线的引导下，分析取得了特殊的非凡成功，而是因为它给了我一个机会来表明：某些临床陈述，虽然看起来有令人满意的解释力，实际上起到的是维持患者现状的作用，而有一些基于更贴近经验的理论，却能推翻患者病态的平衡，带来改变。

确实，我的患者更倾向于用机制和动力术语来思考他的精神生活，并且他在总体上也觉得接受前任分析师的分析要比接受我的分析更舒服一些，至少在接受我分析的第一二年里如此。他觉得我没有像前任分析师那样指出他为对抗驱力 - 欲望而产生的那些防御——患者向我提过这一点，并因此在我面前责备我，说我的方法没有前任分析师科学。

在这种关键时刻，人很容易变得防御起来，但在一些错误的变动之后，我恢复了平衡，并开始明白，从本质上讲，是患者的人格特点使他更倾向于那些心理机制的解释（我要赶紧补充说明的是，前任分析师使用的是更加人性化的字眼，是"愿望"和"阻抗"，而不是"驱力"和"防御"），患者不喜欢以宽泛的起源为基础对自己长期的态度进行重构，而我却常常倾向于用这些来解释他在我们的治疗中或是在别处出现的行为。

我可以终于看到——并向患者解释——他正在"理智化"（intellectualizing）。但是我也看到，其实我立即明白，这不是阻碍分析的防御－阻抗，而是他早年生活的一个巨大的成就，也是他人格中一笔无价的财富。他的思想，他独立思考的倾向，他怀疑他所面对的一切，他对现实（不论是物理现实还是人类经验）保持绝对客观的习惯，成功地保护了自体，免受那"有点疯狂"的母亲对他的控制。所以，简单的心理机制用语和概念，比我整体的重构更符合他惯用的机械化思维方式。的确，就像我们最终认同的一样，他认为自己是一部"思考的机器"，而正是他这个对自己形成的概念——一部经常独立活动、有逻辑性的电脑——保护了他抵御入侵进来的那些疯狂的、无逻辑的、无共情的自体客体回应，也保护了自体的自我维持，尽管这导致了在活力上和经验范围上的很大缺失。

建立起这样一种背景，确实对我们评价传统理论（宏观心理学）中的机械式的倾向很重要，也在一定程度上解释了为何从传统移情神经症转向自体紊乱——从冲突的病理观转到自体的病理观——要伴随着一种朝向自体心理学理论（微观心理学）的转变。我没有把律师患者的理性优势当作阻抗去叙述和克服，而是认可它，并认为它为虚弱的自体保存了未来发展的再生性。尽管患者的理性化仍然是其生命中最重要的财富，最终这一点在他的人格中多少有些褪去了，但这并不是因为我们克服了治疗中的阻抗，而是在治疗过程中，作为逐步取得的自体整体性发展的一部分，尤其是作为理想化父亲需求的复苏的反应，才得以发生的。

在移情关系中，他的恐惧并非源于他或许不能在成就上超过我——有一段时间我错误地认为是这样的——正相反，他害怕的是，那些反对我的人在轻视和攻击我时，我会屈服，就像患者童年里他的父亲在母亲轻视他时表现的那样。他希望我不要隐藏我的力量和成就，而是骄傲地、公开地把它们展示出来——就像他外公那样，把房子建在一个引人注目的山顶上，使它在周围邻居的房子里显得很突出。我对他的分析中最为感人的一次会谈，是在治疗进行到较深入的阶段，他承认自己自始至终都在暗暗地为我骄傲，尽管他觉得需要通过贬低我来掩盖他对我的钦佩。不用说，小时候他对父亲也是这样的，即使他可能从没有承认过。

第八章　对自我分析功能的反思

我们对精神分析治愈过程的本质进行的探究，现在只完成了一部分。尽管我们已经对精神分析的治疗效果，以及阻抗分析在其中起到的作用，有了一定的自体心理学背景下的理解，但仍有很多问题需要回答。我认为，此时总结一下自体心理学中的两个主要假设，会对我们有所帮助。

第一个假设涉及自我心理学依据治疗进展和自我心理结构强化所期待的功能性结果。正如我之前强调过的，我们认为，在最理想的情况下，这种结果包括三个层面：（a）患者有效运用自体客体的能力有所增加；（b）患者至少有一个部分的自体——从抱负（ambition）的一极到理想（ideals）的一极——能够有效地运作；（c）患者能够努力实现建立在他的自体中心的核心程序。

我要强调的自体心理学的第二点假设是我在很多背景下经常提到的起源学假设。自体心理学坚持认为，自体心理学把治疗看成类似于儿童早期的成功发展过程，这最好地理解了精神分析的治愈；自体心理学对治疗达到精神健康水平的定义，不是首先依据是否扩展了知识或增加了自我自治，而是是否通过恰到好处的挫折而建立起了永久的自体结构。

我认为，如果我们能牢固地坚持自体心理学关于精神分析治愈的这两条核心假设，很多问题都会迎刃而解。很明显，如果我们的理论与引起患者困扰的心理现实越能精确地符合，我们的解释就越能在成人的情境中，以成人的形式提供给患者恰到好处的挫折——这是患者从早期生活中的不完美自体客体回应中无法获得的。那些不怀善意的批评者又会兴奋地声称，他们当场抓住我又一次公开地承认我们确实给患者提供的是"矫正性的情感体验"（corrective emotional experiences），我只能又一次回答说"就是这样的！"但是，我要补充的是，我们能避免患者渴望理解的需求被满足的唯一方式是一贯地用错误的、不准确的或者不及时的解析去面质他们。而且我知道，不管多么轻视特定的矫正性情感体验——这是分析师通过带有恰到好处的挫折的正确解析所达到的——对自体结构建立产生的效果，没有一个分析师会坚持认为，为了避免宠坏患者，我们不应该尽可能精确地理解患者的心理问题。我顺便再重申一次，只有分析师以开放的态度来回应患者在任何时刻出现的实际体验时，我们才能给出一个正确的解释。以更具体的术语来表达我的意思，就是说，分析师的理论一定不能是命令或是戒律，而应该起到的是建议和意见的作用。因此，一方面来说，分析师应该避免受到误导，错以为患者把自己视为一个自体客体，而实际上患者希望废弃他或是在性的意义上拥有他。相对应的，当患者为了强化其自体而把分析师视为一个自体客体时，分析师也不应不惜代价地坚持把自己解析为患者的驱力-客体。

我们的论述也可以——而不用暗示的作用——来解释很久以前格罗夫（1931）在心理因果关系领域的探讨：为什么自从精神分析形成开始，甚至指导分析师的解析的理论都有错误——例如，分析师甚至对原始的自恋需要和防御性的自恋都混淆不清时（Kohut，1978b，2: 547-554）——精神分析仍能够而且已经取得一些成功。毫无疑问，有些案例是通过患者的顺从而得到的一种假成功，就像格罗夫举例解释的，患者受迫于分析师所施加的暗示性压力而屈服，这种情况的确存在。尽管如此，我也同样相信，过去以及现在大多数运用了错误理论而获得的成功并不是以上这种类型。在接下来的例子当中，我们并不讨论那种由于患者的顺从而获得的假成功，而主要讨论那种由于分析师忠于错误的或不切题的理论，对患者的正确理解只能通过扭曲的方式来表达而产生的不完整的成功。

为了从另一个方向来阐明自体心理学的理念，即通过恰到好处的挫折导致的健康心理结构的逐步获得，是自体心理学分析师通过正确的解析而发生的，现在我要审视一个众所周知的现象：患者在分析结束后所使用的所谓的自我分析的功能（self analytic function，M. Kramer，1959）。这一现象曾被合理地看作（Schlessinger & Robbins，1974）精神分析成功的一项指标。尽管如此，对于患者偶尔使用的自我分析功能，我们接下来并不探究这一现象的实际和实用方面，而是要在我之前对精神分析治愈本质（心理结构的建立）的解释背景下，集中探讨它的意义。有点自相矛盾的是，当我们以此立场进行检视时，发现患者在压力下能偶尔借助自我分析，不仅表明了先前的分析有实际的成功，但同时也说明分析的修通过程并没有真正完成，分析的理想目标并未最后达到。当然，我们不必追求完美——对于正常发展的结果，以及对于借助分析达到的发展结果，都是如此。因此，如果分析导致了生活的幸福感、创造性以及内在平衡的保持，在压力下先前作为患者的人也能够激活自我分

析功能来支持自己，那么我们就可以认为这样的分析达到了一个完全令
人满意的结果。[1]

但就像我上面说的，我不会把自我分析作为一个实践上的问题来
讨论——即，把它用作衡量分析的临床结果是否是令人满意的标准——
而是将其视为一个原则性问题。在自体心理学洞察的帮助下，我们如何
阐明分析结束后出现的心理危机中自我分析功能的意义呢？我们能够观
察到，出现自我分析活动，表明修通的过程——特别是在自体客体移情
关系方面——并没有完成。尤其是，这样的活动说明分析师的自体客体
意象并没有在分析的过程中转变为患者的平稳运作的心理结构，至少在
某种程度上，它与患者的心理结构保持了一个准外部隔离的状态。尽管
自我分析的功能是合理的和有益的——而且在临床情境中，每一个分析
师在分析反移情时自己也会使用这一活动——但我们不能忘了，自我分
析都涉及分析情境的再现，并且常常沿着过去分析中分析师所进行的路
线进行。我现在指出的恰好是精神分析中关于正常发展的一个久为人知
的原理：半内化的心理结构的过渡现象。就像安娜·弗洛伊德惯于指出
的那样，在儿童的生活中存在一个阶段，在这一阶段中，超我的命令既
不被完全地感受为内在世界的一部分，也不被完全地感受为来自外部世
界。当一个小女孩想从饼干桶里拿些饼干时，我们可能会听到她在自言
自语，她在以母亲的语调告诉自己不能这样屈从于自己的贪吃。而且她
还有可能会对自己摇摇手指，来加强这一口头上的禁令。在正常的情况
下，这一阶段会慢慢过去，且孩子的与日常生活中的诱惑——例如偷窃
的冲动——有关的道德体系会无意识地默默运作起来。[2]

然而，精神分析师遇到的很多患者，可以说其早期的发展过程是由

于过早的"终止"——也可以说早熟——而不能完成的。例如我的一位患者，不仅是对自己过度严格，对自己的孩子和下属犯的错误也会过度强烈地谴责。这个人在青春期以前就失去了父亲，他很清晰地记得四岁时发生的一件事。那是一次孩子们的聚会，结束后在回家的路上，父亲发现他拿着一件不属于他的玩具。男孩承认他拿了一件今天过生日的那个孩子的生日礼物。尽管那时他们已经离聚会的地方有一段距离了，但父亲仍然坚持要回去，让他把礼物还回去并且道歉。这段记忆，是患者心灵发展尚未成熟的标志，但也是患者所珍惜的。通过它，父亲还活在他心里。患者十一岁的时候他突然死去了，但在患者的一生当中，父亲时常在他与一系列理想化男人的关系中重现。当他拥有温和的父亲形象支持的那些时期里——第一个出现在青春晚期，后来的出现在成人期，以及最后在分析中理想化自体客体移情关系处于平衡的那段时期——他会对自己、对其他人变得不那么严厉。但是，在他无法得到理想化的自体客体时，那由父亲突然地、过早的死亡而引起的结构上的弱点就会变得非常明显。因为没有在青春期经历内化的最终阶段，并且没有经历过发生在这个时期的两代人感受之间的重要转换，他的自我批判态度缺乏温和，他无法把自己的内疚感和由此引发的自我责备调整在一个适度的范围之内。

我之所以报告这个案例，并不是为了阐明父母的禁止与内化良心的建立之间的那早已被大家接受的关系。相反，我引用患者父亲坚持要他归还所偷玩具的这段回忆，是为了重新评估自我分析功能在分析结束后的重要性。我的患者为什么会如此清晰地记得这件事呢，他为什么在分析中反复地回到这一话题呢，为什么他把这段回忆当作一个宝贵的财富呢？很长一段时间里我都认为他对这一事件的回忆只是起到了防御的作用。我尤其还假设它本身是一个屏蔽性的记忆（screen memory）——也就是说，父亲坚持要他诚实归还偷来的玩具并且道歉，伴随这段回忆的愉快心情背后的，是他对一个干涉了他的快乐寻求的、有威胁的父亲的恐惧和憎恶，而这些会慢慢地浮现出来。但是尽管我对这段清晰的童年记忆的这种解释（也就是说，它是一种否认）保持了足够的留心，在分析中没有发生任何事情能支持我的屏蔽性记忆假设。正相反，临床累积的所有证据都指向相反方向。换句话说，这段记忆确实是他生命中一个重要的有象征意义的时刻。父亲坚定但友善地坚持要他归还玩具的这段记忆是愉快的，并不痛苦。我们将会看到，这个"珍贵的象征性时刻"实际上蕴含了下面我对自我分析功能的解释。

思考某些重现的童年记忆不仅有理论上的价值——比如，证明了童年未完成的发展与在分析治疗中的未完成相类似——它也能有助于治疗师在临床情境中为患者解释所浮现的某些回忆的重要性。

举例来说，我的一位患者在他四十多岁的时候，接受了我几年的分析（我应该补充说明，这是他的第二次分析，他对第一次分析的结果很不满意）。他又一次（在这之前他已经提过三四次了）提到了一段让我觉得很辛酸的童年回忆。每一次我都被打动。尽管如此，让我不能理解且越来越让我困惑的是，为什么这段回忆一再地出现。为了尽可能精简我的叙述，我在这里要给出一些很重要的资料。患者曾经是一个很孤独的小孩，特别是他家庭的外在环境发生了一次关键性的改变之后，即他父母搬到了芝加哥之后（这一改变缩减了他在过去的小村子里所能得到的一个温暖大家庭的爱）。然后父母两人都忙于生意和事业上的活动，把他整天放在家里。因此患者在四五岁时常常每天好几个小时都是自己一个人度过的，没有了早期生活中那些围绕在他身边、支持他的大人和孩子们的陪伴，有的只是修女、女仆和清洁工。让他在情绪上感觉更糟的是，患者的父母即使是在晚上、周末和假期，表现出来的都是尽可能少地待在家里。他们匆匆吃完晚饭后，患者就会被赶上床睡觉，而他们要么又出去了，要么就在家继续和生意上的朋友联络。在此我不想聚焦在这个被情感剥夺的孩子的抑郁反应上，也不想描述他为了逃离抑郁而开始手淫和强迫性进食。既然我此处想关注的只是一段独立的、反复出现的回忆，我上述提供的信息，主要不是想说明我的患者之所以形成人格障碍的某些原因，而是想作为我理解——实际上还包括一部分误解——其童年回忆的一个背景。而且我还要补充的是，与患者所作的第一次分析相比，第一次的分析把他的症状完全解释为精巧的防御，认为这是他被排挤在父母卧室之外时所产生的俄狄浦斯失望和愤怒，进而产生的防御，而在我们的分析中，我们耐心地关注细节，关注他寂寞的体验，关注他（仍然持续存在的）的疑病倾向和沮丧的出现，关注他用手淫和成瘾的进食来刺激自己的补救性质的尝试。

我要讨论的这段反复出现的回忆是由他母亲的一个单独的、生动的形象组成的。在回忆中，她打扮得像蓬巴杜夫人一样，在和他吻别——他形容说那是匆匆的一吻——她小心翼翼地和他保持着距离，以免破坏她精心打扮的妆容和假发，然后就匆匆去参加化装舞会了，而不顾那天晚上患者在发高烧、起麻疹，病得相当厉害。

不必说，每一次听到这段回忆我都能感觉到自己对他产生强烈的同情心，曾经有一次我向患者表达了我的情绪，因为我相信他需要这样直接地表达出我情绪上的理解，他才能向前迈出一步来克服那原先的被抛弃感。但是为何在我表达了我的同情和理解后，这段回忆仍然继续地重现呢？他是不是在用这段回忆博得我的同情以避免触及更深层的俄狄浦斯三角冲突？也就是说，我们是不是一直在处理一个屏蔽性的回忆，他用这段回忆遮盖了对原始场景的无意识记忆以及性、攻击力的冲突，从而保护他不必去面对分析俄狄浦斯情结这一关键性的精神分析任务？最终，我们在理解这段回忆方面取得了一些进步。这进步主要不是由于我对患者有了新的洞察，也不是对那段母亲在他生病时匆匆离去的回忆的重要性有了新的认识——这些都是次要的。而是由于我把重心从患者身上转移到了我自己。为什么我会感到同情？我问我自己。为什么我会不顾自己的原则，即不可把共情——一种客观地搜集信息的方式——与同情和怜悯相混淆（Kohut，1971：300；1977：304-305; 1980：458-459），而直接向患者表达我的同情呢？

当我最终开始以一个新的视角来看待患者这段反复出现的记忆时——即当我再一次把注意力放在观察获得的直接数据上时，更准确的表达是，当我只用最贴近于体验的理论去整理我的观察时——我开始觉察到先前没有觉察到的，更精确地说是察觉到那些我察觉过但被忽视了的新意义。我意识到，最近一次这段记忆在其出现时非常生动，[3] 带有很明亮的色彩，可以说，与他描述童年手淫和手淫式的进食[4]时带给我的灰色的压抑感受大为不同。并且我也能注意到，患者在讲到母亲匆忙离开时所带有的心情和语调也并不是抑郁的。相反，他在描述母亲那令人激动的打扮以及穿着骑士装在旁等待的父亲时所带着的活泼和快乐程度，完全不能用来解释他生命中这段可怕的、凝结出他成年后不断给他带来痛苦的心理核心的时期。我意识到，我们所处理的是一段珍贵的回忆，那是他尽力从中获得力量和活力的时刻，而不是印证其早期情感被剥夺的时刻。这一理解的正确性不仅可以通过患者对此解释的当场回应来证实，另外，这段记忆从此没再出现，这一事实也可以证明。患者在告诉我这个场景时，他所体验到的，以及在接受我的分析重现这段记忆时他总是体验到的——我无法安慰自己说，本着弗洛伊德对显梦内容所持有的看法，记忆的含义是多重的，现在它表达了不同的含义——是他的父母都是年轻、外向、有活力的人，尽管他们并不常欣赏他，也不寻求他的陪伴，但至少他们享受生活。作为如此有趣味、有事业心的父母的孩子，他可以在一定程度上获得健康，也能获得一些核心自体的轮廓，并且，这也使得我们的分析最终达到了治愈的效果。

为了完成我的探索，我还要问：为什么在我正确的解释过后，这段记忆就再也没有出现？这个问题的答案完全符合关于分析的某个早已建立起来的理论。之所以没有再出现，是因为出现了一个决定性的转移，即从有精神创伤的过去转向了分析中发生移情关系的当下。父母意象的两面性——其实在这段回忆中，父亲穿成骑士的样子是比我所猜测的更为重要的方面——转移到了患者对我的移情体验上。在移情分析的帮助下——我领悟了他的被我否认的感受，而他也从我身上获得了理想化的活力——旧的发展僵局最终被打破了。

但是现在让我们回到我的观点，即在一个重要的方面，反复回忆的意义——就像我刚刚讨论的那两个例子——与分析结束后自我分析功能的意义是一样的。简言之，我认为，出现这两种现象都标志着分析过程还没有最终完成。因此，我会大胆猜测，如果头一个患者的父亲在他青春期的时候还活着，那患者提出的那段记忆会慢慢淡去，如果第二个患者在儿时他父母的活力可以被他发展中的自体所运用，那么他的那段回忆也不会一次又一次地重现。一个发展阶段完成之后，在一长串事件当中用以支撑整体的个别连接部位的功能也会消失。我们的心智就不会再利用它们了；它们被渐渐遗忘，但并不是由于压抑——就好像，在一个真正成功的分析结束后，患者不会记得分析师无数次的干预和回应，但正是这些做法使他达到了可靠的自体整合状态，或者解决了结构上的冲突。换句话说，如果一个分析成功了，那么许多有关分析师的记忆就会慢慢淡去，且分析师的那些功能——他的理解和解析——也会变得不必要了而被丢弃。正常的心理功能，不论是由于童年的顺利发展而建立起来的，还是由于一次成功完整的分析而获得的，都依赖于心理结构之间的平稳互动。不论童年的自体客体，还是在分析移情关系时复活的自体客体，都不应该被视为在成人或患者分析过后的生活中具有很重要的作用。实际上，早期发展以及分析的相对成功或失败，可以通过评估成人或患者接受分析后的心理运作中，患者转化内化作用发生的程度来判断。自体客体以及自体客体功能这种"外来蛋白质"，不论是来自童年还是来自分析过程，都会在被消化后分解；然后，它的组成元素会根据以成长中的孩子（或患者）的特定的心理"蛋白质"为标志的那些个体模式重新组合形成自体。这些个体模式，就孩子而言，来自遗传模式的影响——尽管核心自体的形式和实际内容无疑经常受到双亲客体的选择性回应的决定性影响（比如，有选择性的镜像）——就成人而言，它来自核心自体的基本设计，这一设计由特定的生物遗传以及特定的自体客体童年环境的汇合力量构建出来。所以，哪怕是在最适宜的条件下，个体所产生的心理结构与父母自体客体的总体特征也只是部分地相符，与在分析时移情关系中的自体客体的总体特征也只是些微地相符。成人的自体以及分析过后的自体执行之前儿时的自体客体和分析中的自体客体为它们执行的功能的方式，也存在相同的情形。这些功能不仅会变得"去人格化"（Kohut，1971），而且它们此后（内在的）的特定表现方式也会很少有儿时自体客体的行为特征，以及在最好的情况下，它们几乎没有分析师自体客体的特征。另外我还要强调，这些功能现在大部分在意识之外执行。

对训练性分析的思考

正如我先前所强调，自我分析功能的有意识运作，在理论上表明了修通过程尚未完成，但在实际中——除非它具有类似上瘾一样的特征——很适宜作为评估分析成功的一个标志（Schlessinger & Robbins，1974）。不过在这一点上，我不得不说，如果对分析师的训练性分析结束后，出现类似现象，我们就不能采用这种实用主义的态度而忽视理论上的理想状态。的确，既然本质上这是一个自我分析问题，谁愿意或者能够提出反对意见呢？我相信如果我大胆地作出以下猜测，不会有太多人反对，即没有任何一个分析师——我不是说将来也不会有——不曾偶尔地作过临时的自我分析，例如在分析会谈中，当他面对患者时发觉自己的态度有点失衡时，或者意识到自己对待一名患者的反应不是很合适时。并且，我也敢进一步猜想，在适当的范围内，大部分同行甚至都会愿意报告这样的经验，因为他们会为自己在此类情境下产生这种反应而感到自豪。[5]

对于分析师的自我分析活动，尤其是我们在临床工作中时而使用的自我分析活动，有许多值得探讨的。从实用的角度来看，既然我很赞同患者的此类活动，那么我难道不应该对心理分析专业人员抱有相同的态度吗？毫无疑问，我应该这么做——毕竟分析师和其他人并没有本质上的不同——并且在一定程度上，我确实抱有这种态度。但也仅仅是在一定程度上而已。我不会隐藏我的观念，如，训练性的分析结束后分析师的自我调节，分析师所达到的特定的心理安宁和健康程度，是与他作为分析师的专业认同，以及与他在工作中所发挥的功能交织在一起的。就像我在其他地方观察到的一样（Kohut，1980： 497）——我打算以一种轻松的方式来表达我的意思，因为有些真理必须首先以玩笑的方式表达出来——每一个人都会"沉溺"到他自己的心理健康状态里去。在这里，"沉溺"这个概念是什么意思？它意味着，有一种恐惧伴随在这个状态里——害怕某种保护性的行为一旦被放弃或者松懈下来，就会重新回到先前那种不安全和不平衡状态。它也意味着，那些看上去是心理健康的纯粹证据的行为表现——有现实感、有适应性、有利于社会——可能（至少在某些时刻在某些人身上）是被过分热情地追求出来的，其中缺乏忍耐和智慧。我很多年前说过（Kohut，1978b，1： 427-460，458-460），这忍耐和智慧是自恋的最重要的转变。

一个朋友会有口误；一个患者会有口误；一个分析师也会有口误。任何一个人都不会否认弗洛伊德发现的此类日常生活中的精神病理的重要性。可是在很多情况下，把更少的注意力放在这些细小的无意识显现上，而不是全神贯注于它们直至挖掘出潜在意义，才是更具有"分析性"

的表现，也才是老练的分析师分析智慧的体现。

我知道，批评者会断章取义地告诉同行们说我认为口误并不重要，就像先前有人批评说我认为对梦的分析不用考察患者对显梦内容的联想。我知道，我的争辩并不能带来善意的公正对待，所以我会克制自己尽可能地不再反驳。不为了反驳，只是单纯地为了继续我的思路，我想说，经验告诉我，在绝大多数的情况下我们最好跟随患者自发出现的想法所引导的方向，而不是让他转移目标并强加给他那些主要对我们来讲才重要的任务——它们之所以对我们重要，是因为它对精神分析的历史性发展具有意义，这让我们觉得自己是其中的一部分。应该重申的是，也许对于很多分析师来说，参与并认同精神分析的历史性发展，这个经验支持了他们心理上的平衡感和幸福感。对于分析师口误和其他类似的无意识表现，作为总结，我的意见是，一个适应良好的分析师不会半成瘾似地执意追究这些事件——不论是对朋友、患者，还是他自己——而是可以依据是否具有潜在的价值，自由地决定是否应该这样做。

有一个比在分析师的临床活动中成瘾地使用某些技术规则和传统更为重大的相关议题。如果分析师更多地寻求对自己深信不疑的理论的支持，而不是保持一个开放的态度去接受惊奇和新鲜，对患者的心理见树不见林，这当然不利于治疗中的分析，但是对于精神分析作为一门研究科学来说，还有一种更为不利的影响。我先从这一影响的一个方面说起——这只是巨大问题的冰山一角，很容易察觉到——那就是，在绝大多数的情况下，对未来分析师的训练会把分析师的整个职业生涯托付给一套特定的理论信条。分析师很少会偏离它们，少有例外地去探讨和发展属于自己的信念。相反，他们忠诚地捍卫这些信条，并且敌视、鄙视那些不接受它们的人。

有些人会问我，为什么不能这样呢？我们为什么要为精神分析中这些团体的聚合和忠诚感到惊讶呢？这些在其他所有的科学当中不一样都会发生吗？库恩（Kuhn）不是已经论证了，所有的科学团体都会围绕一个核心基质而形成并为之服务，直到它被废除和被取代？

我对第一个反问的回答如下：我不认为在其他的科学中也会那么经常地遇到如此深切和坚定不移地忠诚于特定理论的团体。此外，即使在其他学科中也有类似的学派之分，他们也不会像精神分析学派这样的固执。

但是对于第二个问题，我会反问：为什么库恩的这个理论——我需要补充一下，库恩理论的一个被大大扭曲了的版本[6]——会被精神分析师们如此热衷？（在此，请参见 Gitelson，1964——据我所知他是众多分析师中第一个赞同库恩理论的。）毕竟，在库恩的心理社会原则之外，仍然存在着很多其他分类原则——比如问题解决能力的原则（cf. Feyerabend，1975；Laudan，1977；Ferguson，1981）——这些原则同样可以帮助我们理解科学思想的发展。

我已经不是第一次对精神分析的群体忠诚这个问题感到困惑了（Kohut，1978b，2：511-546，793-845）。我常常对分析师面对被他们怀疑为防御或退行逃避——从而也是对过去努力取得的成果的危害——的想法时表现出的极端的保守主义和带有道德色彩的立场感到担忧。之前我在本书中讨论过这些主题，并尝试证明是由于一些社会心理因素激发了分析师个体对新观念产生不信任感，现在我想仅从我们之前关注过的自我分析功能的角度，简要地看待这一问题，特别是更多地集中在对未来分析师的训练分析这一问题上。我们对分析结案后的自我分析的思考，以及对包含积极体验的儿童期自体客体记忆的重现的思考，是否有助于我们评估精神分析团体成员面临的群体问题呢？尽管乍看起来它们与这些问题都无关，但这些主题的确有助于我们清晰地认识到所探讨现象的复杂性和多重因素决定性。[7]

某些社会现象的存在不言自明。谁能否认这样一些精神分析团体的存在：他们互相敌对，互相鄙视，并且惧怕对方——如果彼此的力量处于不平衡状态？但比较不易证明的是我的如下假设：（1）这些团体的出现以及相互之间的不愉快行为只是精神分析正在承受着的一个更为广泛的疾病中的一个症状；（2）训练性的分析——我指的是未彻底完成的训练性分析——要为这一疾病的产生和持续承担大部分的责任，尽管其他较为次要的因素也明显存在。

关于第一点假设我没有太多要补充说明的，在本书的前面以及其他著作我都已经讲过了。每一个我所了解的精神分析团体都展示了相同疾病的症状。本来，一个特定团体的科学学说——包括其相关的观点、解释的方式、对恰当的治疗目标的合理定义，以及为达到这些目标所建立的合适的方法——都应该是由暂时性的、试验性的假设组成，且这些假设应对那种乐于不断寻求与固定的学说与教条相悖的创造性思维保持开放。但是，一旦一个系统或多或少地开始定型时，其大体的框架对于拥护者来说就会变成教条，之后这些拥护者在面对其他竞争性的系统时就会激烈地反抗防御。发展到最后，就会导致分析师心中根深蒂固地不情愿，甚至是不能够暂时悬置怀疑去认真地尝试不同的视角。虽然我们一直主张要有开放的态度——还能怎么说？——但我认为，总体上来说，分析师们并没有广泛地学习其他不同的观点，没有真心地去尝试深层心理学思想的新模式，而且甚至不愿意在临床观察时调整自己的注意力以便能够获得与其他理论相一致的观察结果。

我知道，我对这个问题的看法有赖于我的判断，即我认为自己的确是在探究一种"疾病"。我使用这个词，就明确表明我已经设置了一个价值判断；我只能承认这个事实。如果精神分析中的某一特定学派的拥护者回应说，你所描述情况并不是一种疾病，而相反是一种健康的表现——科学家在支持自己所发现的真理而对抗这些真理的敌人时非常勇敢——并且说我的观点是出于个人不满的一种偏见，那么我也说不出什么来改变他的看法。可能我最近的一些个人经历的确导致了我对正在讨论的这个问题的警觉。但实际上，在我还是精神分析的学生时，我就已经对这个领域中互相敌对的团体以及这些团体的成员对理论信仰的支持强度产生了兴趣。

但是让我们回到训练性分析对于导致我们所讨论的这个问题所扮演的角色上来。为什么一个治疗过程——这个过程，用弗洛伊德的话说（1923，1953，vol.19）是自我释放，用哈特曼的话说（1964：113-141）是给自我以自主性（autonomy）；用我自己的话说（1971：187；1978b，1： 365-366）是让自我获得优势（dominance）——在专业领域指向非常不同的理论？正如我之前多次说过的，那种未能完成对心灵的自恋部分的分析的训练性分析造成了这一结果，也就是说，训练性分析，尽管在很多方面对个人有益，但对分析师智力的灵活性以及精神分析的科学发展来说，是一个有害的制度。

正像我们认可童年自体客体的重现具有促进发展的功能一样，我们也认可分析师功能的重现在患者的自我分析活动中起到作用：谁会愿意迂腐地坚持认为这种情况不是分析成功——以及早期发展——的标志，而是小失败的标志？不，我们务必要从实用主义的角度，把这些计入成功之列。但是，如果受训的分析师继续抱持为了他们的分析对象的科学信念，且以他们体会到的分析氛围去开展自己的工作，我们还能坚持这么认为吗？我认为不能，必须不能。相反，我们的专业身份让我们有义务以不同的视角去看待训练性分析，要以一个不同于评价常规治疗性分析成败的尺度去衡量它的结果。

是的，如果用衡量治疗性分析的标准来衡量训练性分析的话，训练性分析中的被分析者对其分析师所属的那一团体的理论和技术所产生的忠诚信仰，可被视为是"对自己某一种心理健康状态的沉溺"的一部分，这也是我最近关注的（Kohut，1980）。而且，这也可能被积极地看待，就类似于我们对患者身上所持续活跃着的分析师的功能所作的积极评价一样。然而，对于老一代的分析师们来说，一个接受训练的分析师并不只是一个患者，他们对这随后的一代将"变得不同"（Terman，1972）的担心程度——如果我们认真审视精神分析的话就能发现——远远盖过了对受训分析师个体健康的关注。在文化发展的背景下，个体的健康必须经常被牺牲——尽管作为一个先驱事业中的积极参与者会有令人振奋的喜悦，但这样的发展常会伴随着深层的痛苦和焦虑。

是的，训练性分析中的被分析者在接受分析时确实是一名"患者"，并且，训练性分析也确实采用治疗性分析的形式。但是，当接受过训练性分析的被分析者在开始自己的分析工作时，他就不仅是一个前患者，而是一名分析师。沉溺于自己的某一种心理健康状态将会影响他的应变能力，也就是说，将会影响他检验新观点、新理论、新技术的能力，而他其实本可以怀着开放的好奇心去接受这些新的事物，并且感到振奋，而不是因为未能安全地建立起来的自体感遭受了威胁而涌现出焦虑和怀疑。不用说，后面的这一种反应会让人对新事物自动产生拒绝的态度。

这并不是训练性分析制度本身的错，那些未完成的训练性分析才是问题，尤其是在从事训练的分析师忽视了受训的被分析者的原发性自恋性移情时。鉴于我已经在其他地方讨论过这个问题（Kohut，1978b，2：793-843，尤其是第 803-804 页），在此处我就不继续这一话题了，但我要再次强调的是：未经分析的自恋移情（最常见的是原发的理想化移情，它被错误地认为是次级防御性的自恋、客体爱的自恋成分，或者两者都有），或者指向被分析师和患者共有的一种人格化的理想（例如弗洛伊德），或者指向作为整体的传统精神分析，这都会使自体客体的移情关系持久存在。接受训练的被分析者通过这未经分析的移情关系来维持自体，这会阻碍他在未来自由创造的能力，不论是在创造性学习领域还是在创造性产出领域，又或者兼而有之。

当我说接受训练的被分析者，在分析结束后他未经分析的自体客体移情会转向——经常，就像我在过去 10~15 年里对分析师们的再分析中发现的那样，这种理想化移情的转向的目的是巩固儿时失败的，但并非无可挽回地失败了的父亲自体客体的补偿结构——整个传统精神分析时，我并不仅仅指他们指向的是精神分析的科学信条。分析师想要依靠强大的父亲自体客体所给予的支持，这个强大的父亲不仅以科学的假设和理论为代表，也会通过这些科学活动所赋予的更为微妙的道德氛围来表现。我在此所指的是精神分析的这样一种特征：它既是弗洛伊德的特殊人格——"犹太式的严肃"——的遗产，又是与前者并非无关的，"有原罪的人"这一道德概念的延伸，即为了驯服自己的冲动而奋斗。正是分析师从这个职业中获得的这种来自古老的自体客体的支持，使精神分析不仅是一门科学，也是一项运动，或是一些"运动"——如果我们考虑精神分析中的那些亚团体和学派的话。我认为，只有训练性分析开始聚焦于受训的被分析者的那些自体病理，并相应地去理解、解析、修通他们的自体客体移情，这种境况才能有所改变。这样的转变会抹杀未来的分析师对精神分析的热爱，以及对过去伟大的贡献者——当然包括弗洛伊德——的赞赏之情吗？绝对不会。分析师如果成功地修通了自己的自体客体移情，他就会觉察到，诸如能勇敢地面对真相或者具有现实主义的悲观等品质会在他内心稳固地建立起来，而不用占据其价值体系的顶端位置。换句话说，他会觉察到，自己所建构起来的人格，与那作为运动的精神分析职业的理想化人格有很大的不同。但是达到这个结果后，我不认为他对工作的热忱、对同行的亲切感、对那些使他体验到历史延续感的先驱们所产生的敬仰之情会渐渐消失。事实上，历史的延续感以及科学专业的团体成员间传递的集体感是所有科学和专业团体或多或少能够给予其成员的自体客体支持，他的自体会继续从这种自体客体中获得力量和养料。尽管如此，我之前提到过很多次了，自体去寻找并选择符合自己最深层理想的自体客体的支持——就像霍勒斯（Horace）的名言："与自己保持一致"——与放弃自己而委身于外来自体，以牺牲生命中真正的主动性和创造性为代价而获得自体的稳固一致，这两者之间有根本性的不同。

关于训练性分析因不顾被分析者的自体困扰而对精神分析科学的

进步产生不良的影响这个话题，我要回到之前提到过的一点来完善我的思考：我们也应该考虑例外的情况。毕竟，有的受训分析师并不赞成他的分析师的观点，并且至少有时还会有分析师向同行们指出新的方向，甚至面对根深蒂固的工具 - 方法上的自负（Kohut，1978b，2：685-724，尤其是第 690-692 页），勇于提出新的技术。如果我们能找到这些后来有开创性贡献并背离了传统方式的分析师在被分析时的可靠具体资料的话，那就非常有意思了。但是我现在既然无法获得这些相关的数据来帮助我们理解这些例外的情况，我就只能依靠我所观察到的一些可以代表这一群体的同行们所得到的印象了，当然这些印象都是个人的、非系统化的。但在我转向这些真正有创新力 - 创造力的革命者之前，我必须强调一点，有很大一部分在表面上看似乎是按照上述的内在自由行事的分析师，其实根本不能算做真正的改革者。对这类分析师而言，训练性分析并没能充分地稳固其自体，并使其创造性地从事专业工作；相反，他们保持在一种慢性的自恋愤怒状态，这种状态可能是早期决定的（即可能从童年就开始了），也可能是对训练分析师强加给他们的自恋创伤所产生的反应。更为常见的是，自恋愤怒是这两种因素共同影响的产物。这类的分析师就像在自恋方面被激怒的青少年一样，彻底颠覆了父母的教诲，这种反对正说明他们其实已经习得了父母的教诲但却不愿意承认这个事实。不论在专业氛围下还是非专业氛围下，这样的行为最终的结果相同：随着时间的推移，叛逆就会消退，他们对传统的根本上的认同会变得越来越明显。昨天的反叛者就是明天的保守者。

除了这些假自主的例子，那些真正表现出智慧的独立和创造性的分析师是什么样的？忽略那些天生的和早期获得的天赋（这确实是很重大的忽略！），只聚焦于训练性分析的影响上，为什么这些分析师敢于面对那些致力于维持科学现状的大多数同行的不赞同，并能够有新的思想且为达到科学目标提出新的方法呢？我们先不考虑这个事实，即在童年期顺利地得到回应的那些天生因素或是早期才能，能够建立起一种活跃的创造性倾向，它使这些人尽管在足以扼杀其他人的外力干扰下，仍可以活跃地表达自己，[8]只在目前的框架下考虑训练性分析的影响。是训练性分析的哪些特征使受训中的被分析者表现出灵活的创造力？为了回应这些问题，我会讨论一些相互联系的因素，所有的这些因素都与提供训练的分析师的人格有关。首先，我的看法是，如果给予训练的分析师能够以真正的愉悦去回应受分析者的创造性，于是——不论分析师公开表达的理论信念是什么，也即不论他从自己的理论出发向被分析者提供的解析的内容是什么——分析的过程就不会导致未来的分析师以牺牲独立思维为代价，屈从于传统的系统观念。我的进一步看法是，这种类型的分析关系所包含的情感状态与一个孩子面临的状态类似——他们的父母被剥夺了获得教育的益处以及接受文化熏陶的机会，但努力地把这些好处提供给孩子。的确，我相信一些伟大的成就正是成长于这样的自体客体土壤中。如果一个分析师，即便自己受限而不能意识到自己的创造力潜能，却能将自由创造的权利传递到下一代分析师身上，那么我们就能得到我所说的那种期待的结果。就像天才会集聚出现在某一历史时期的现象一样，精神分析中的天才也好像集聚在一些导师门下——虽然他们自己可能并没有什么创造性，或者至少是没有完全发挥自己的创造性潜能。

最后，在某些情况下，能够追求独立道路的能力源自于恰当的分析——它使自体客体移情暴露出来，然后被理解、解析，并且修通。那么，是否所有这样的分析都会引发创造力，使受分析者产生真正原创性的思考？当然不是。许多其他有利的力量必须汇合在一起才能产生这样的效果。但我们的确能在这样的分析过后，找到标志着内在自由、愉悦探索、走自己的路的勇气的证据。就像所有人类的努力一样，我们不能期待每一次都获得最完满的成功。然而有时候，让从事治疗的自体心理学派分析师感到极大满足的是，我们的确能获得满意的结果，就好像我的一个患者——我们作了长期的分析，这段时期他对我产生了完全的认同——在分析快结束时对我说的那样："现在我只在一个方面和你很像，那就是我和你一样是个独立的人。"

现在，让我简短地回到一个与上述讨论相关的议题上，这个议题尤其和我们更早的观察——即转变内化过程会导致心理结构的默默运作——有关。我指的是，在临床情境中分析师面对患者时表现出的功能模式以及他的理论知识与人格的其他部分整合的程度这两者之间的关系。[见我关于准分析训练师应该特别引起注意的品质的看法（Kohut，1978b，2：853-859）]就像童年中被自体客体恰当回应的经历会促使默默运作的功能调节结构的产生，也使得在成年生活中这一结构的运作是无意识的——也就是说，不需要回忆童年自体客体的人格化意象——而且就像在分析中的自体客体得到恰当回应的经历（分析师对被分析者的需要和欲望有正确的共情把握，并紧接着在动力和起源维度下对相关的移情关系给出正确的解析）会促使分析结案后无意识地默默运作的调节结构的形成——即不需要有意识地进行自我分析[9]以复原自体客体分析师的功能——关于分析师所有的理论知识与其人格其他部分的整合，也是一样。当分析师在临床工作中，或者探究非临床的领域时，那些宝贵的概念和理论工具并不是有意识地受到他的支配，而是默默地、前意识地被运用着。换句话说，当一个分析师的学识（理论知识和临床经验）开始完全地整合到他全部的人格当中，以至于不能察觉时，就可以说他已经成为这一领域内真正的专家——这里我特别指的是临床工作。换句话说，不论分析师是关注于患者当下的（移情关系或非移情关系）经验，还是——通过一种可以被称作"为了共情而退行"的机制——关注于起源的信息，精神分析的知识最终应该能使分析师充分拓展他的共情。因此，就像上文我提出的，对于那些在儿时受到过度刺激，因此需要更少的环境刺激的患者来说，古典分析师所表现出的那种情绪保留——它被这个理论所支持（合理化），即认为分析师通过把自己的活动控制在最小范围内，便可以成为患者移情反应的一面镜子——可能是最好的共情反应。而在另一方面，我相信，那些有天赋的分析师——不论他在意识上支持或公开信奉什么样理论信仰——常常会巧妙地或不那么巧妙地打破束缚，去回应那些在童年缺乏自体客体情感接触的患者。并且，他们因此给这些患者提供了最起码的情感回应（例如，在解析时表现出的生动有趣），如果没有这些回应，分析工作就不能恰当地进行了——就好像几十年前的母亲们，尽管她们从儿科医生那里知道"华生原则"的距离效应（distant efficiency），也常常会把它挂在嘴边，但她们还是会继续向孩子提供活跃的情感支持。

第九章 共情在精神分析治愈过程中的作用

关于精神分析治疗如何导向治愈这个问题，因为要涉及患者整体的人格和心理功能，不可能有一个简单的答案。自体心理学对这个问题的回应可以凝炼成以下的陈述：精神分析情境启动了一个过程，即分析师凭借大体上精确和及时的解释，恰到好处地暴露出患者的挫折，从而导致自体客体的分析师及其功能的转变内化，并由此促成了心理结构的获得。但是究竟共情在这个过程中扮演什么角色？具体地说，我们要问两个相互关联的、目前还没有系统讨论过的问题：（1）精神分析中自体心理学者所用的共情与自体心理学出现之前的分析师所用的共情在本质上有无不同？（2）自体心理学是在凭借一种新的共情而达到治愈目标的吗？我对这些问题的答案基本上是否定的，接下来我试图说明原因。

我知道，对于第一个问题，一些自体心理学同行不会赞同我的这种否定观点。他们主张自体心理学者的共情在本质上不同于分析前辈们运用的共情，对于他们的这种看法，我不仅可以理解，而且在某一点上我也同意。具体来说，他们会指出，出现了自体心理学之后，分析师才第一次可以不仅共情到患者将分析师作为一个爱与恨的目标的那种移情关系体验，还可以共情到患者将其作为一个自体客体的移情关系体验。因此，凭借着自体心理学，分析师获得了对患者把自己作为分析师的一部分，或是把分析师作为患者的一部分的共情能力。这些同行还会更进一步指出，精神分析自体心理学的临床实践，与传统精神分析的临床实践相比，分析师更能真正地理解患者对自己心理现实的感知并愿意接受它。这就相当于说，自体心理学者不会用那种看起来比根据其内在现实更加真实的"客观"事实去面质患者，而是会肯定患者对于现实的个人知觉所具有的有效性和合理性，不论它与大部分成人和一般社会上接受的现实观如何相悖。

在我提出理由来质疑上述判断的充分性之前，我想表达一下我对自体心理学中与共情相关的一个具体议题的看法。这个议题是：我们如何评估在精神分析过程中面质的作用？我的观点是，分析师对被分析者的面质常常是陈腐、多余的，往往会让被分析者觉得自己需要领分析师的情，而且在某种程度上可能会重演其童年的基本创伤，这对分析的进展尤其不利。患者需要能促进其发展的自体客体回应，这一需要是合理、恰当的，如果分析师不能承认这一点，那么他也就像那些父亲或母亲——当父母一方的回应平淡和严重扭曲时，孩子会转向更有回应性的一方——一样辜负了他。有时，尤其是在分析的后期，听从分析者的建议，即不论旧有的抱怨多么合理、多么恰当，最终都应该放弃，应该去寻找新的更有回应的自体客体，这些建议对患者来说确实有所帮助。但是，根据我的临床经验（包括我在接受目前自体心理学观点之前的经验，以及根据我现在督导工作中所收集到的数据），我得到的结论是，应该谨慎使用面质。面质可能会使患者有所震动，当看到患者的惊讶，分析师的自尊会暂时得到提高，但这样做并没有在患者的成人生活现实之外增加任何东西。分析师的任务并不是要通过面质教育患者，而是要通过对其自体客体移情的一致的解析去治愈自体的缺陷。在分析的后期，当对童年的心理现实修通过程几近完成时，患者由于在多年的治疗中渐渐获得了新的心理结构，才能够从生活本身中接受现实的教训。

我们先放下关于面质这个狭窄的技术问题，来看看更广泛的理论议题——是不是只有在自体心理学出现之后的分析师才能够真正对患者产生共情？只有自体心理学的分析师才会认为在精神分析情境中患者的心理现实是值得重视的并且是唯一重要的现实吗？我认为这是错的，至少是言过其实的。

我不否认这样的论断里也包含一定的事实。这不仅与 19 世纪到 20 世纪的科学进步有关——从把观察者和被观察者截然区分开，到把观察者和被观察者理解为是一体的（在某些方面是不可分的）（Kohut,1977：68，以及第三章）——在精神分析情境的背景下，也与自体心理学提出的自体客体移情关系中的特定现象有关。然而，即使我接受这些论断在应用到理解某些特定领域的心理时是有效的（对这个议题更为详细的论述请见 Kohut，1977： 63-69），但如果他们在论述时没有加上必要的限定条件的话（这种事时有发生），我仍会认为他们是错的。

我相信对下面的被精神分析师在临床上使用的三组功能——这里呈现的是先前发表过的更为广泛的讨论的一个压缩的版本——进行认真的区分，将有助于我们保留蕴藏在我的同行们的观点——这里我特别想到的是保罗·奥斯登（P. Ornstein，1979）和伊·施瓦伯（E. Schwaber，1981）所作的贡献——中的一些本质性的真理，同时避免一些概念和术语上的含混。这三组必须彼此区分开的功能是：（1）分析师对共情的使用；

（2）分析师对理论的创造和使用；（3）分析师在与被分析者的交流当中，由理解向解析的转变。如果我们了解了这三个独立活动之间有着明显的差别后，再来审视自体心理学是否给精神分析引入了新的一种共情这个问题，我们就能从一种不同的角度看待它，并得到一个不同的答案。

1. 共情的使用界定了精神分析这一领域。没有共情，就不会有涉及复杂心理状态的心理学。它是一个价值中立的观察工具，（a）可以导致正确或不正确的结果；（b）可以用来服务于同情的、敌对的，或者冷静 - 中立的目的；（c）可以迅速地在意识之外发生，也可以在意识的参与下慢慢地、谨慎地使用。我们把它定义为一种"代理的内省"，或更简单地说，就是一个人（尝试）经历另外一个人的内在生活，并同时保持着客观观察者的立场。若我们以这种概括的方式来定义的话，那么说自体心理学为精神分析引入了新的一种共情就不对了。

2. 自体心理学不应该声称自己为精神分析提供了一种新的共情，但可以说，自体心理学给分析提供了新的理论，并拓展和深化了共情觉察的领域。这恰如在艺术史上，不用说普通人，就连最有洞察力的天才们当初都没能明白物体在渐渐远离我们时会慢慢变小，以及视域中的两条平行线会汇合到一个点上，直到后来布鲁内莱斯基（Brunelleschi）在他著名的建筑绘图中才证明了这些重要的观点。那么我们是否就能说布鲁内莱斯基改善了人类的视力，他给人类带来了新的视力呢？还是说他只是给我们带来了一种新的理论（被例证所证实的），从而使我们能更正确地观察这个世界？毫无疑问，我认为用后面的这种说法描述布鲁内莱斯基的贡献更为恰当。

对于我所引用的这个布鲁内莱斯基及其发现"透视法"的例子，我要补充重要的一点。[1]我刚才说布鲁内莱斯基引入了一个新的理论。我也可以说——并且也许这是更合适的表述方式——他消除了旧理论的谬误，或者也可以说，既定知识的谬误。为了更有说服力地证明这一观察的正确性，我将从布鲁内莱斯基及其透视理论转向视觉理论中一个相关的变化。画家过去一直都认为（凭借过去的理论和过去既定的知识），物体（人、动物）不论距离观察者远还是近，它们的大小保持不变。正是这个理论（知识）使他们不能明白物体在距离观察者越来越远时为什么会变小，因此他们也不能领会到在画布上需要把那些离观察者较远的物体画得小一些。但是就现在我们对世界的视觉知觉框架中，在远处的人和近些的人看起来大小不同，以及当一个人向我们靠近或是我们靠近他时，这个人的影像会变大，这些说法都是正确的。

精神分析师可以从这些事实中吸取的教训还用再解释吗？如果我迟到了一分钟或者我对患者引以为傲的成功故事没有作出回应，以至于患者告诉我说他觉得很受伤，那么我是否就应该告诉他说他的这种反应是不现实的？或者告诉他说，他对现实的这种感知是歪曲的，他把我误以为是他的父亲或母亲了？还是我应该告诉他，对于那些在我们身边逐渐变得和过去的父母一样重要的人，我们对他们的行为会很敏感，鉴于他的母亲捉摸不定，他父亲对他不闻不问，对于我的作为与不作为所包含的意义，他的觉察提高了，并且他对这些的反应也变得强烈了？显然，后一种回答为患者提供了对现实的更为准确的估计，这现实才是我们在精神分析中要处理的。若坚持认为应该告诉他另外的解释——比如应该带着最为微弱的不赞同告诉他，他混淆了当下和过去，他混淆了我们和他的父母，等等——那就是误导了，就像坚持认为画家应该都回到中世纪的风格，把远距离的物体画得和近处的同样大小。

介绍了布鲁内莱斯基为文艺复兴时期的画家上的重要一课之后，让我们回到这段介绍想要帮助回答的那个问题。到底自体心理学给我们带来了一种新的共情，还是为我们理解共情而发展了一种新的理论？很明显，我试图用这段例子帮助我强调的是：自体心理学没有给涉及复杂心理状态的心理学带来一种新的共情，就像布鲁内莱斯基没有给绘画艺术带来一种新的视觉一样。这两件事都引入了新的理论，使观察者（一个是 15 世纪的画家，一个是当代精神分析的临床医生）可以洞察到之前没有认识到的结构，或者至少增加了他对这些过去模糊觉察到的构造所具有的重要性的意识。

3. 临床分析中的三种心理行为模式的最后一种，也是我们在评定自体心理学是否引入了一种新的共情这一问题时所必须考虑的，是分析师在理解状态和解析状态之间的反复持续的转换。值得强调的是，分析师在每一个状态上的基本活动（不只是处于理解状态时）都是基于共情的。

在理解阶段，分析师向患者讲述他所理解到的患者的感受；他描述患者的内在状态，以此向患者证明他已经"被理解了"，也就是说，除他以外的另外一个人能够体会，至少是近似地体会到他所经历的了，不论这种经历是一个人内在的空虚、抑郁，还是自豪和自尊。

在某些分析中，即便是在治疗最开始时，分析师也没有必要把自己限定在理解的阶段里，而是可以从一开始就运用整体的理解 - 解析序列。而且，在许多情况下，不论是从一开始就使用，还是后来再用，这两个步骤之间其实并没有清晰的操作界限。即便原则上说他们之间确实存在着差异，但分析师在实际的活动中是把它们结合在一起的，或在它们之间迅速摆动，以至于在操作上的区分即使在一次干预中也是模糊的。但在许多分析中的某些特定阶段，特别是对某些遭受严重创伤的患者的分析当中，治疗就一定要保持长期的独立的理解阶段（Kohut，1978b，1：85-88）。但是最终，渐增地运用整体的理解－解析序列，不会对被分析者造成创伤，即便对于那些在刚开始接受分析时，一旦分析师超越了仅仅表达对他的理解就会感到受伤的患者也是如此。

在我看来，再怎么强调也不过分的是，有些患者最终可以达到相当好的分析结果，但其实在分析的早期以及之后延续治疗的很多年中，他们都不能忍受来自分析师的任何干预，除了表达对其理解之外。更有时候，分析师真诚地想要理解患者内心世界的企图，带给患者的第一反应也是恐慌地指向分析师理解的不确切之处，或者分析师的局外感、他异性。这种时候，只有分析师愿意做一个关注而安静的倾听者，患者才能忍受。

上述这种类型的反应通常不会立刻就发生，在初期阶段，被分析者会以外在的行为上的改善，或对精神分析情境中的分析师及其所做的干预抱有一定程度上的感激，来作回应。但经过了这个时期之后，分析师的自恋平衡可能会遭到严重的颠覆——当他突然面对被分析者的情况似乎发生着不祥的恶化时。这样的恶化常常很典型地伴随着受分析者的一连串责备，指责分析正在毁掉他，正在用不称职的、误导的、野蛮的干预方法破坏他。为什么在暴风雨来临之前会有一段平静的时期呢？为什么患者在最初能够忍受分析师在共情上出现的一些不可避免的错误，但突然就变得不能忍受了？答案极为简单，而且每一个分析师，除非他受到创伤而不在最佳的状态，应该能够知道它。其实所发生的一切就是因为移情关系突然浮出水面了。所以，在暴风雨之前的平静时期，分析师和患者共同探索患者创伤的过去，因为追求同样的目标而联合在一起；然而，一旦暴风雨降临，分析情境就变成了创伤性的过去，分析师就变成了早年生活中带给他创伤的自体客体。[2]

临床案例片段

对于上述关于治疗的理解阶段的领悟，我要用下面的案例来说明。患者是一名专业人士，将近五十岁，已经尝试了多次心理治疗，包括接受过我知道的一位很有能力的、在专业领域声誉很好的同行的分析。根据我们首次面谈中所收集到的信息，据患者说，所有的治疗师都极其缺乏理解力，他抱怨他们的治疗不称职，而那些分析师对此的反应不是攻击他——患者形容攻击他的这名分析师曾反复对他大喊，说他是疯子，应该去精神病院——就是放弃他并让他寻求其他分析师的帮助。这位患者谈到父母时也很生气，特别是他母亲，一个虔诚、固执的南方浸信会教徒，他认为自己这严重的、终生的情绪困扰应该归咎于父母。我不准备描述患者疾病——严重的自恋性人格障碍，带有长期痛苦的不真实感——的细节，或者他所遭受的童年创伤——据患者抱怨说，他母亲完全被她的教会同化了，以规定的教义而不是孩子的情感需要来对待孩子；另一方面，他指责父亲抽离于整个家庭，他向父亲寻求帮助的一些短暂的尝试，都没有得到父亲足够的情感支持。我只想说的是，他这次治疗的发展过程，与他先前尝试的治疗过程看上去是一样的，只有一点不同——这其实是个重要的不同——我们的治疗没有半途而废。

　　患者——他并非心理健康方面的专业人士——听过我在一所大学主办的一系列公开演讲后，找到了我。他说听了我的演讲后，觉得我这种人性化的、单纯的、直接的态度与他以前的分析师们的狭窄观点和人为的做法形成了很强的对比，他突然觉得或许通过我的治疗，他还有机会。

　　当他来到我这里寻求治疗，听他讲述他的故事，我感到很不安。尽管他在和我的接触中并没有显示出精神病性的观念，但我怀疑，他之前的那些失败的分析记录，以及他所描述的前任分析师们对他的如此相似的情感上粗暴或冷漠，或许显示的是他人格中的精神病性偏执。不过，患者对我的实际行为打消了我的顾虑，并且我从如下这个事实中也获得了勇气：我几乎可以在和他接触的一开始，就基于他对童年和父母人格的描述，对于导致他先前治疗尝试失败的移情关系的性质形成一个看起来可信的假设。于是我决定接受挑战，答应进行这次分析。

　　就像我刚才提到过的，治疗是在一个友好合作的气氛中开始的。每一位学习精神分析的人都知道，我们能预料，且鉴于这位患者对先前所尝试的那些心理治疗帮助的描述（也即一贯地对治疗师产生强烈的贬损态度并感觉受到了他们的虐待），而且我认为自己在情感和理智上都要做好准备，分析的蜜月期不会永远持续下去，他对我的态度将会发生彻底的转变。我希望自己能够承受这即将来临的暴风骤雨。不管怎样，一开始的治疗还是在平静中进行的——至少那时我能辨别出来的是这样。〔我是到了后来，当他的不满已经演变成一种更强烈的形式、不带有任何顾虑地向我表达，并且开始演变为对我进行猛烈的、主要（但也不绝对地）以口头指责的形式表现的攻击时，我才从患者那里学会辨别他对我不满的征兆的。〕

在平静的这段时期，我仔细地倾听，后来开始与患者分享我获得的理解，我把他目前的经历——包括在先前尝试过的治疗中的经历——与他的童年经历联系到了一起。患者大体上以友好的方式接受了这些干预。表明患者只是在勉强维持着这份和平——这主要是在后来的回溯中，而不是在分析的早期才弄清楚的——的唯一迹象是，在会谈开始之前他常会有剧烈的头疼（有时在会谈中会减轻，但大多都是持续疼下去或者更严重），而且他以毫不原谅的口气谈起先前的分析师们和他的父母，尤其他母亲。因而，每当他觉得我在以某种程度的客观性——也就是说，每当我把这些人当作移情关系中的意象，而不是真实的坏人——谈到他们时，他就开始变得恼怒、不耐烦，并会强硬地坚持认为这些人想要毁掉他，是他可恨的敌人。

不过，除了患者针对过往经历中的这些人的强硬不灭的仇恨迹象，分析总体上来说相当顺利，可以清楚地发现他对我起到的帮助作用的正性感受，也有清晰的证据表明，他在分析情境外的功能也有显著的提高。大约一年后，重大的变化发生了。我因为度假离开了一段时间，在我回来后的几周内，情况似乎都没有变化。但接着出现了一些值得警惕的、表明他发生了严重心理失衡的变化。在几周的时间里，患者头疼的性质变了。在一次又一次的会谈中他详细地描述头疼的感受，但他既说不清自己对于头痛想要弄明白什么，也不能让我理解他努力想要表达什么。之前引起他生理上不适的头疼，现在并没有那么强烈了，而是引发了一种难以形容的不适，以至于他不能够思考和谈论任何其他事情，尤其在治疗会谈当中。起初，他在远离我的时候，头疼能有一定的缓解。但渐渐地，他开始觉得头部越来越不舒服，只要是他醒着的时间里，甚至是在工作中都会开始觉得痛苦——不过，相对而言，比起在分析当中，他在分析之外的情绪扰动还是小得多。

我对这个问题的探索路径最初是双重的。首先我聚焦于上次由我休假导致的治疗中断，并鼓励患者把他对此事的感受告诉我。在这样的联系中，我使他想起了早期的那种感到缺乏支持和被抛弃的经验，以及由于常体验到这种支持上的匮乏，他对身体上的变化和健康状况的下降有着疑病似的关注。但是据我所知，患者对于我这种试图在我的度假和他的情况改变之间建立一个动力学联系的企图，是持负面态度的。他抱怨说，我的理论似乎不适用于现在的情况，即便它在过去某些类似的事件中很能行得通，但现在不行。毕竟，他在我离开时和在我回来后的几周都未出现过分的不安。他感到确定无疑的是，我所说的对他都没有帮助，我和他完全不合拍，他来找我就是在浪费时间。我尽可能冷静和开放地倾听患者对我的看法的排斥和拒绝，后来患者出现的一些联想信息，似乎指向了与所发生的变化有关的另外一些情况，我于是给出了另外的一种解释。我向患者指出，或许有点矛盾的是，状况的恶化其实就是进步的一个重要部分，他与世界的情感互动更加开放了，不论是在分析内还是在分析外，而且正是由于他增强的勇气和进取心，现在的他才会面对各种各样的任务，它们原本因为会给他带来焦虑和紧张而被他排斥在外。所以，我接着说，既然他曾经并不习惯这么做，不习惯这些落在我们所有人身上的不可避免的创伤，他会不断地感受到创伤和超负荷。

起初，患者对我说的话立刻表示赞同。在此之前他的面部表情一直是生气绝望的，之后就明显轻快起来，开始谈论他最近承担的一些让他大伤脑筋并使他焦虑的任务。但我对他状况恶化背后的原因所作的这一新解释，只给他带来了相当短暂的好感觉。在两三次会谈后——此期间他继续探究自己感觉超负荷的可能性，而我认为我已经在他的联想当中发现了——他又离开了这个主题，再一次开始指责我缺乏理解力并且要毁了他，他恶化的心理状况很令我担忧。在这个时候，他不仅抱怨那已经占据了他数月之久的头疼感受，还以一种准妄想的方式，指责身边的各种人，说他们以各种不同的方式导致了他的症状。特别的，他怀疑他们嗓音的攻击性（言语的尖锐、严厉，或者音色的刺耳、锉人）是他痛苦的原因。而且有一次（仅仅是一次）——我记得那是我对他的状态最感到担忧的时候，彼时我甚至在问自己是否停止治疗并把他送到其他人那里冷却一下会更好一些，就像以前发生过的那样——他不仅是怀着这种怀疑的想法，并且还继续依自己的猜想行事。当时他认为他家电视机的声音也变得刺耳了，并真的拿到修理铺来确认它没有被动过手脚。

　　是的，我变得很担心——但并没有像我过去那么担心，而且我认为自己也没有像很多同行在类似情况下那么担心。在对他治疗的那个时期前，我已经形成了一些观念，它们后来凝结成为了一个完整的关于自体的精神分析心理学（Kohut，1971）。我已经直觉地领悟到，即便是严重的自体碎裂状态，如果它是治疗行动的特定层面上的内在特征，只要——这个"只要"至关重要——分析师能够保持他的分析立场并且开放地、非防御地尝试对患者的正在发生的经验进行共情式的共鸣，那它就没有看上去那么危险。[3]因此，我坚持努力去理解我的患者，尽我所能去忍受他对我的攻击——甚至有一个短暂的时期，他公开地向我的一个同事苛刻地评价我，而他们只是在一个招待会上曾有一面之交而已。我自己的反应并不完美，在这接二连三的攻击下我常常会开始防御，这都可以理解，因为患者经常责备我在情绪反应和智力表现方面的真实的缺陷。我学到了——应该说是再次学到了，当然，并不完美地——不去用这种方式对患者进行回应，即告诉他们，虽然他的批评切中要害，它们却是过于夸张且不相称的。正如我最终领悟到的，患者坚持认为（他也有权这样坚持），我应该学会只以他的方式看待事情，而完全不用我的方式。[4] 而且正如我们最终渐渐明白的——更确切地说是我最终明白而患者自始至终都明白——我所有的各种解析，其内容在认知上都是正确的，但在一个关键的方向上并不完全。虽然患者确实曾对我的离开有所反应；他也确实因为他逐渐拓展的行动范围所招致的创伤而感到不堪重负，因为保持着与世界的广泛接触而产生持久且强烈的痛苦，但是，我之前没能看清的是，患者感受到了额外的创伤，因为他觉得从我这一方给出的所有这些解释都只是外来的；也就是说，我并没有充分感受到他所感受到的，我给予他的是言辞而不是真正的理解，我因此重演了他早期生活中的基本创伤。在这样的时刻——这是一个很关键时刻，决定了患者的"边缘"状态能否变为可分析的自恋性人格障碍——分析师所面临的任务，主要是自我审查。苦心去研究患者扭曲的移情关系并不能带来什么效果，它只能让患者更加深信，分析师像他致病的父母（或者其他自体客体）一样，是教条的、独断的、坚持扭曲的观点而自以为正确的。只有分析师把患者的指责当作（心理的）真实持续真诚地去接受，然后持续地（最终成功地）审查自己，去除那些阻碍了对患者共情理解的内在屏障，最终才有可能扭转局面。假如我的一些同行此刻说这不是精神分析——那就算了。我只想用这样一句格言来作回应：如果你受不了热气，那就应该离开厨房。

如果分析师能够忍受热气，如果他能坚持拓展自己对患者的共情式观察，而不是以宣布他"不可分析"——用这个词好像意味着它是分析师自己并不包含在内的一个客观现实——的方式撤退出来，那么他所能得到的回报将是见证一个边缘型案例变为自恋性人格障碍的过程。在这个特定的案例中——我引此例来说明什么是"诊断分类与特定预后的相对性原则"——我的回报是，患者的联想材料转向了一个全新的、未曾预料到的且最初未被完全理解的方向。患者对噪音的敏感开始减弱。同时，尽管他对我的责难依然持续，但在性质上已经有所变化，变得比以前更加具体了。鉴于本案例只是一个用作说明的片段，而不是案例报告，我只能说新的材料与患者的父亲有关，而且是患者童年后期的挫折经历的再现。责备指向他的父亲，因为父亲没能促进他的男性发展。具体来说，他的责难指向身为内科医生的父亲——他喜欢父亲，也想超越他、不同于他。由于我最初错误的移情解析，我和他父亲一样，都坚持要患者尊敬和模仿我们。儿子曾经想要父亲对他（儿子）自己的潜力、建议和想法能有所回应；在自己的成长和对自己潜能的认识中，他希望得到父亲的经验和知识作为帮助。所以那时，我们并没有进入如我起初错误认为的那种理想化移情阶段，而是——类似于患者童年相似的移动——进入到了对自体客体的镜像移情的需求阶段。此时古老的镜像移情——在其中，患者早年生活里的那受到严重扰动的、缺乏回应的母亲客体环境被唤醒，以噪音-超敏-头痛等弥散症候群的身心症状出现——被另一种镜像移情取代了，它指向未能提供镜像回应的父亲——他专注于自己的提升并因此对儿子的创造性和才能拒绝给予回应——并表现为相对集中的移情责备的症状。根据自体客体移情的动力序列，我们会说本案例中"原发的古老镜像移情"所造就的边缘状态，次发于自恋性人格障碍。或从另一方面来说，是自我发展到更高水平的次级镜像移情造就了他的自恋性人格障碍，而不是像我一开始所认为的——并重复了他的潜伏期创伤的——源于次级理想化移情。

　　我现在要停止对这个案例的描述了。我之所以举出这个临床材料，并不是为了描述这个虽然严重但尚可分析的自恋性人格障碍患者的分析过程，而是为了阐明"边缘"是一个相对的病理学概念（我把它定义为可分析的隐性精神病），至少在一定数量的案例中，它取决于分析师是否能够（a）不论暴露在多么严重的自恋伤害中，都保持"共情意向"；并且（b）能使患者在自体客体移情关系的帮助下，逐步探索出其脆弱性之下的动力学和起源学原因，并最终能够充分地重组他／她的自体。

治疗中的共情与解析阶段

　　回到探究自体心理学对阐释共情所作的贡献这条主线上，我现在要把注意力从理解阶段转移到精神分析疗法的另一个基本治疗单元——解析阶段。首先我要强调的是，解析阶段——或者更准确地说是分析师所做的干预的解析层面——也是基于共情的。但是在此阶段中，相对于理解阶段来说，分析师的理论储备——例如在他理解患者移情关系以及童年中的经历时所掌握的自体客体理论——将会强烈地影响其在动力学和起源学论述中的准确度、广度和深度。因此，在某种意义上也可以说，给被分析者一个正确的动力学解释和起源学上的重建，无非是向他进一步证明另一个人已经充分地理解了他。

按照上面的说法，似乎可以把作为治疗基本单元的解析阶段看作是理解阶段的扩展和深化。但是如此局限地去定义基本治疗单元中第二部分的意义是不对的。在很重要的一点上，解析阶段不同于理解阶段——不仅是认知上，更是在情感上。对患者的内在经验的认同所产生的那种原始联结的强度，取决于分析师准确洞察患者并与之交流的能力，当分析师从理解阶段转向解析时，联结的强度就会减弱。但是，至关重要的是，当原始的融合式的联结减弱时，在更为成熟的水平经验上的共情联结就会取而代之。分析师与患者之间的共情联结因此被维持住了，甚至被扩展了——因为分析师把自己在动力及起源上的洞察告诉了患者。分析师在进行解析活动时，仍会保持住自体客体功能，因此使得患者继续感觉获得了支持，并使他能够更加客观地面对自己和自己的问题。在这之前，分析师只是简单地与患者分享他对患者经历的体会。但是现在，向着更加客观的解释前进，分析师可以给患者提供让他能够更加客观地面对自己，并继续接受自己的机会，就像分析师，在不断给出动力和起源的解释的时候仍然继续接受他。分析向着更加客观的方向转变的这个过程应该被视为发展进步的标志；它与一个自体客体经验被另一种所取代的过程——也就是说，一个古老的自体客体经验被一个成熟的自体客体经验所代替的过程，或者说一个与自体客体融合的经验被来自自体客体的共情回应的经验所代替的过程——相伴随。

上述关于自体客体及其功能体验的改变，以及自体客体需求的成熟过程的论述，使我有机会再次强调——就像我多年来强调的那样（Kohut，1978b，1：427-460）——原始自恋的发展是一条独立的主线。这也就是说，自恋和客体爱一样，都是从原始的形式演化为成熟形式，并且我们发现在某些条件下，分别来审视（先集中看一个，再看另一个）它们的这两条发展脉络和相对的成熟程度，是很有用的。不论何时，认为自恋能够被客体爱所取代——即认为自恋是原始的，客体爱是成熟的——都是错误的（Kohut，1978b，2：757-770）。

此外，正如我以前指出的（1978b，2：741-742），关于自体客体经验成熟的论述——即，成熟的自体客体经验源于分析中无数次地经历两个基本治疗步骤，通过不断发生的零星细碎的进展，导致成熟的自体客体经验和自体客体需求的渐次稳固的确立——与下面这个基本信念是一致的：成年生活中某些至关重要的心理事件可以从儿童发展的角度获得最好的理解。就我们目前探讨的问题而言，这意味着，朝向精神分析治愈这一目标前进、治疗过程的进步，本质上是重演了（尽管不是在所有的细节上）正常儿童成熟的步骤——这些步骤在患者人生的早期没能完成，但可以通过分析过程最终完成。在分析中成年的被分析者从理解向解析的转变，与正常的儿童时代的体验类似，自体和自体客体间的物理距离虽然增加了，但共情的亲密却是保持着的。

让我们思考一下早期发展的过程。当还是婴儿时，小女孩被妈妈抱起，因此感觉自己是一个具有无所不能的力量和冷静的理想化自体客体的一部分。到了稍后的童年期，当小女孩第一次从母亲身边走开时，她会不停地转过身来看妈妈的脸，以此来维持与妈妈间的联结。如果她是一个情感上健康的小孩，迄今一直被有情感的健康自体客体氛围所包围，那么她这么做，主要不是因为害怕和需要确保能够返回，而是为了确定母亲对她巨大的新成就发出了自豪的微笑。孩子与自体客体间距离逐渐增加的这种经历，特别是孩子在发展中通过与自体客体的共情式共鸣的联结，用与自体客体环境的融合来取代身体上的融合，与分析中的情况是相似的。在分析师从最初集中于理解阶段（对患者的经验状态的共情领悟），转变到越来越重视解析的阶段时（对移情互动及其早期起源动力的共情领悟），这种情况就会发生。

这时，许多读者头脑中一定会再次生出这样一个问题：究竟是什么构成了正常呢？对一个独自向前走开的小女孩来说，她没有带着恐惧的眼神转身去确认母亲还在那儿并能够重新拥抱安抚她，而是期待得到面带微笑的母亲给予她骄傲的肯定和支持，这样是否就正常？对于这个问题，我不准备简单地回答是或否，尽管，如果非要我作出一个明确回答，就像我后面要说明的，我的确会说是。我准备从两个视角来审视这个典型事件，但必须立刻强调的是，这两个视角看到的形象实际上相互关联，分开来看而不有所牺牲是不可能的。这两个视角涉及（1）关于观察者赋予事件（我说的不只是相关的童年事件，还包括在精神分析中类似的事件）的重要性的较为远离经验（experience-distant）的议题，以及（2）关于走开的孩子（或在分析中，患者知道自己会冒犯咨询师，却坚持己见）的实际行为的较为贴近经验（experience-near）的议题。[5]

为什么这两种视角不可能完全独立呢？把它们联结在一起的是这样一个事实：不仅观察者在基于远离经验的考虑下会对这个向前走开的意义进行评估；戏剧中的主角（也就是孩子或者被分析的成年人）也常常能够模糊、无言地感受到这个事件的意义。分析师和具有分析背景的儿童观察者尤其需要知道的是，在评估发展上的进步时，重要的不仅是那些基于理论的客观看法（这些看法会受到其道德立场和所持价值观的强烈影响），那个发展进步的主体，更确切地说，孩子或成年患者如何体验这个进步，也非常重要。简言之，在考虑对发展进步的意义给予理论理解时，一定要考虑分析师或者观察者对患者或孩子感受的共情把握。

　　注意到在远离经验的和贴近经验的这两个视角之间必然存在着相关（那些包括观察者的价值观在内的远离经验的理论，影响着什么能被觉察；那些包含着通过共情观察所获得的有结构有组织的主观体验数据的贴近经验的理论，影响着观察者最终采用的远离经验的理论），我们仍然能发现，以这两个相对立场来仔细审视进步所具有的意义还是很有价值的。我们先提出一个远离经验的问题：这个进步应该被赋予什么情感上的意义呢？我的回答很明确：本质上说，这个进步是正常的，而且不论对于进步的主体（孩子或被分析者）的自体还是对于观察着的自体客体（父母、分析师）的自体而言，对这个进步的正常反应都是快乐的。与戴利金（C. Daly King）的"正常的定义是功能与目的相一致"（1945：493；212）的说法一致，这向前迈进的一步是值得骄傲的成绩，只要它是心理结构实际乐于从事的活动的展现，而不是，用传统术语说，为了否认焦虑的不安全感而采取的"逃向前方"的活动。如果把这向前迈进的一步——典型地，是孩子走向吸引他的客体，或只是单纯地走向开阔的空间[6]——所包含的心理内容说成发生了自体与自体客体的分离，是不合适的。这一事件并不等于客体间的关系（共生关系）发生了破裂（或预示了未来破裂的象征性的第一步），而是在本质上体现了持续的自体-自体客体关系从一个水平转移到了另一个水平。心理活动是不可能自外于自体客体环境的，至少不会持续太久。当孩子高兴地跑向开阔的空间或是跑向一个他感到好奇的、想去了解的客体时，他与妈妈的自体-自体客体联结并没有消失；而是用分享快乐（关于发展上的成就或自信的行为）的共情回应取代了生理上的支持和身体上的融合。

但是，贴近经验的观点是怎样看待这发展中迈向空间的新一步？在春天第一个日子的公园里，许多孩子——不像小狗，在它们第一次追逐小鸟或是松鼠时会全心地乐在其中，因为它的功能符合了它的目的——不是会非常小心地向鸽子或松鼠迈出第一步，焦虑地回头看妈妈，只是为让自己放心，妈妈还在那儿，能够在他需要的时候与之融合？谈到儿童早期的发展和分析中的发展过程，任何没有注意到孩子（或被分析者）的焦虑，或看到了却否认它的存在的自体客体回应，都应该被视为是自体客体失败吗？对这两个问题的回答，当然都是肯定的。

很容易确定的事实是，当以贴近经验的理论[7]去审视这个情况时，我们能够发现，在以下两个方向上我们会犯错误：（a）患者的联想材料实际上表达了一种期望，希望父母自体客体最终能够骄傲地对自己的成就有所回应——不论这个成就伴有多么强烈的焦虑——但此时分析师却纠缠于被分析者的恐惧和抑制；（b）患者的联想材料实际上表达了一种期望，希望父母自体客体最终会放弃对自己的那种"去，给他们好看！"的空洞信念，不再把他们当作无畏的英雄，对于他们一直没能表达的焦虑——因为他们知道自体客体由于他或她自己的焦虑或不能容忍不快乐的情绪而不能体察这种焦虑——也能够予以承认，但在此时，分析师却在关注被分析者的成就，以及（c）分析师可能既关注了成就也关注了焦虑，但没有意识到患者的联想材料其实在表达这样一种愿望，即希望父母自体客体最终能够承认一个人可以像跷跷板一样，在对成就感到自豪和恐惧之间来回摆荡。这最后一种可能性是很特别的，需要再澄清一下。我们总是同时体验到对成就的自豪和焦虑的那种常见回应，在那些符合（a）和（b）的情况中，将是错误的并被体验为自体客体失败。

不论如何强调其重要性都不过分的是，一定要在概念上把下面二者区分开：（1）关于在发展上——不论是在早期发展中还是在走向治愈的过程中——何为正常的远离经验的一般原则，也就是说，我们应该把什么看成"与设计目的相一致"的功能；与（2）对患者（或者早期发展的孩子）当下体验的贴近经验的共情理解。我们的回应——不论是去分享患者成就带来的骄傲、表达对进步后的患者的愉悦心情的理解，还是准备着分担患者的忧虑和恐惧——一定应该是基于后者，即对患者当下实际体验的贴近经验的理解。然而，至关重要的是，不论我们能够（或者应该）对患者那一时刻的情绪给出多么直接、有力、迅速的回应，我们对远离经验的"正常"基线的理解，都指导着我们所有的回应。正是远离经验的观念，通过语言交流中所含的话外之意以及非语言性的反应（比如面部表情和姿势的变化），影响了我们的反应。不论我们作为一个小孩子在公园中迈向鸽子时的自体客体，还是作为一个在分析情境中当被分析者在表白方面迈出勇敢一步时对他产生理解和解析的自体客体，这一事实都能够被观察到。

如果被分析者体验的重心在于对自己的进步感到骄傲（不论患者在表达时多么谨慎），那么分析师根据上述远离经验的正常原则所产生的共鸣，将会影响到他如何体会患者快乐的方式，从而在表达中掺杂话外之意。比如"当然""这就是我们的方式"，"这就是在这样的情况下我们都会经历的"；这样的话外之意，不论多么微弱，都会使患者的快乐不会不当地发展成躁狂式的兴奋。如果在另一方面，当被分析者第一次勇敢地作出更为主动的行为时，体验到焦虑或/和超负荷，重演着儿时中断的在公园里走向鸽子时的那种发展性一步，分析师根据远离经验的正常原则的共鸣就会影响他体会患者恐惧的方式，这表现在他话语中掺杂的话外之意，比如"是的，起初你感到害怕，但如果我们想想你童年时代的自体客体如何阻碍你油然而生的快乐时，我们一点都不觉得意外"，等等；这样的话外之意，不论多么微弱，都会使被分析者由于焦虑的抑制影响所产生的沮丧不会不当地扩散、蔓延成抑郁性冷漠。[8]

鉴于之前对"正常"的意义所作的临床解释——依据戴利金（C. D. King）的理解，正常是功能与设计目的相一致——我们还需要评价一下另外两个相关现象：溺爱的父母对孩子的高估，以及分析师对被分析者的类似的过高评价。我们一般都被告知，应该把这些看成误导性的态度，这些意味着我们冷静的判断已被我们的情感引入歧途了。分析师已经习惯把他们对患者们的才能和成就高于患者周围其他人的估计的倾向看成是反移情的变型，也就是说，一定要控制它并通过自我分析，洞察此种扭曲判断的动力和起源因素而最终消除这种态度。然而在我看来，父母对孩子，以及分析师对被分析者的这种倾向还有其他意义。简言之，我认为，这种高估的态度也是"正常"的，它表达了这样的事实：作为父母和分析师，我们其实正在发挥那符合设计目的的功能，而一个分析师有意识地杜绝这种倾向并以冷静客观（与弗洛伊德1912年把分析师比作外科医生的隐喻一致）取而代之的做法，就像半世纪前受华生影响的"客观的"母亲所受到的误导一样了（Watson，1925）。

显然不用多说的事实是，我们并不是在解决一个"非A即B"的困境，而是一个如何把目标和态度整合起来的问题。用我早先厘清了的原则更精确地说，我们并不是在处理一个如何整合时常冲突的目标与态度的问题，不是在处理如贝塔姆·里文（Bertam Lewin）（1958; Lewin & Ross，1960：46ff）一贯主张的融合主义，而是在处理由更高抽象水平的、远离经验的原则——不管这个原则多么根深蒂固地植根于我们心灵中——所关照的各种各样的贴近经验的行为和态度。因而我们一定不要把在面对另一个人的思想和情感时我们被唤起的那种深厚的人性回应与多愁善感和友好相混同。父母和分析师会坚持要求孩子或被分析者面对不愉快的现实，包括要面对所有人都不得不承认的那些限制，但是父母和分析师在这么要求的同时，也会承认这样的事实：所有人都有权认为自己是特殊和唯一的，除非我们能够得到来自他人（尤其是父母以及后来具有父母自体客体意义的人）的肯定，否则我们无法存在。人类一切有意义的互动，特别是作为自体客体的父母与孩子间的互动和作为自体客体的分析师与被分析者间的互动，不仅是广阔的（从经验的多样性的意义上来说），而且也是深刻的（从对早期的、古老的经验相接触的意义上来说）。在我们需要支持时，一个朋友伸出了双臂来拥抱我们的肩膀，他其实并不知道这个姿势的含义是他愿意让自己身体上的平静和力量与我们相融合，就像一个作为自体客体的母亲，在我们焦虑和脆弱时，把我们抱起放在怀里带给我们这样的体验。同样的事情也会发生在分析师和被分析者之间。不论分析师的解释有多么的客观并限于认知层面，如果在解析之前能够先有理解，并且能够深化被分析者感到自己被理解的认知，那么，旧有的对融合联结的信心——甚至是在古老水平上（archaic levels）——的体验就会重新出现，即便这有可能相当微弱。因此，不管有的分析师在面对被分析者时为了科学的客观性而费了多少唇舌，并试着按照弗洛伊德1912年的建议那样，"将自己仿效为一名外科医生"，不管有的母亲费了多少的唇舌，目的是科学地对孩子给予回应，尽力遵循那些严格的行为学派教条，对于健康的分析师或者母亲，那句古老的谚语"天性也许会被放到一边，但它总会回来"最终会获胜：与他们的人性设计保持一致，他们不再去阻碍被分析者和孩子把他们当做自体客体来使用。

第十章 自体客体移情及其解析

在这最后一章，我们从对分析师在解析中涉及的外在与内在形式层面的审视，转向解析本身的实际内容。分析师给出的解析，其内容的焦点是什么？分析师究竟要告诉患者什么，才能不仅获得动力学以及起源学术语上的精确认知，还能提供给患者我之前所讨论过的那种深层意义上的人性理解的联结？当然，我的回答对于分析师来说并非意想不到：既然自体障碍的分析过程的基本动力是源于受阻碍的自体发展需求的激活（Kohut，1978b，2：547-561；1971），换句话说，既然受损的自体重新寻求一个能够恰当共情的自体客体对其作出促进发展的回应（它占据着被分析者分析体验的核心位置），那么分析师与被分析者的沟通，集中在我们称为自体客体移情的心理机制上。我要立即补充说明一点，鉴于我们目前把自体看成由三个主要部分构成（一极是抱负、一极是理想，还有才能和技能这一中间区域），我们把自体客体移情细分为三组：（1）镜像移情；在这种移情中，受损的抱负这一极会企图召唤自体客体的肯定 - 赞同回应。（2）理想化移情；在这种移情中，受损的理想化这一极，会试图寻求可以接受其理想化的自体客体。（3）孪生或另我移情（twinship or alter ego transference）；在这种移情中，受损的才能与技能这一中间地带会去寻找一个能够为其提供本质上相似的安慰体验的自体客体。

熟悉我作品的读者一定会发现，这次对自体客体移情的分类，与我在 1971 年所作的分类有点不一样。这种变动是在临床和理论上的双重考虑下作出的，或者更确切地说，是迫于临床和理论对我的混合影响——时而是迫于贴近经验的证据的压力占主导，时而是理论的一致性和清晰性的压力占上风。这些术语上的变化——我们近几年决定把在分析情境中患者某些反复发生的体验称为自体客体移情，而不再称作自恋性移情，而且现在我们决定将自体客体移情分为三类而不是两类，把孪生或另我移情变为自体客体移情中的一类而不是将它看作镜像移情的一个亚型——是不能孤立地看待的。相反，这些变化是我们拓展了的临床经验和对所观察到的临床现象进行深度理解的必然结果。

在此我们无须去解释这两个变动的更早期的命名上的变化。我在1971 年使用"自恋性移情关系"这个词时，只是试着用旧瓶装新酒，想让新的思想看起来不那么激进，且更容易接受——这不仅是为了我的分析师同行们，更是为了我自己。由于接受着共同的训练和共同的传统，我和同行们一样不愿意开放地面对我们的理论需要一次激进改变的事实。

另外，我用"自体客体移情"，而不用"自恋性移情"，使我更容易接纳一个我从 1971 年开始出现的思想上的进一步转变，或者至少，一个自那时起变得越来越清晰的洞察。我指的是，人们对赖以创造并维持自体的意象的需要和体验，会经历终生的成熟、发展和变化过程。换句话说，我的意思是，我们不能混淆以下两种自体客体：（1）古老的自体客体，它是（a）早期生活中所正常需要的（b）后来在自体障碍中被长期需要的，或那些没有自体病理的人在某些特殊压力阶段所需要的；（2）我们每一个人终其一生为了心理的生存所需要的成熟自体客体。

　　因此我们应该通过细致探究个体从出生一刻到死亡一刻的整个过程中，为了维持自体，在这三个方面的需求（也就是说，体验镜像和被接受的需求；体验与强大、力量和平静的客体相融合的需求；[1] 以及体验与自己在本质上相似的客体的存在的需求），考察这三种主要的自体客体需求各自的发展脉络——这个任务，我得说，在很大程度上尚未完成。迄今我们主要通过对移情关系的重建，探究了早期的自体客体需要，并且通过对被分析者的自体客体需求的变化和成熟进行观察与分析，对成人生活的正常自体客体需要形成了一些概念。但是，正如我刚才说的，还有很多有待去做的任务；比如，我们需要探究青少年和老年人的特殊的自体客体需求，以及探究面临特殊生活任务之人的自体客体需求，包括那些在成年期转换到一个新的文化环境中因而被剥夺了文化自体客体（cultural selfobjects），或是那些不得不去面对致人虚弱的疾病或面对死亡的人的自体客体（Wolf，1980; A.Ornstein，1981）。

　　首先我们来看孪生或另我需要的发展脉络。我之所以首先讨论这个特殊的需要，而没有首先讨论那种要与理想化自体客体融合来强化自我的需求，是因为我们对后者已经比较熟悉了。毕竟，后者在概念上（作为移情关系而存在）被单独确立出来已很多年了，而对于孪生／另我需求，我们只是在最近才意识到，必须为其确立独立的地位，它自有其独立的发展脉络。

　　我相信我同时意识到了另我或孪生经验的需求在两种截然不同的移

情形式中所具有的意义，一种是病理的，一种是正常的。尽管外部表现不同，但这两种形式在一点上是共通的：相关的移情经验都是童年晚期（按照传统驱力心理学的术语，我们倾向于指向 "潜伏期" 早期）类似经验的一种重现。尽管我是同时意识到了这两种现象的意义——也就是说，只是我在临床情境中对两者的同时观察中才使我注意到了它们的意义——但在回顾中我才意识到，实际上在很多时候我都已经观察到其病理的形式了，但在我有了下面的认识后，其意义才变得清晰起来：它是退行、幻想出来的经验等价物，它通过扮演能对儿童的特殊需求进行回应的自体客体而帮助儿童维持自体。

病理的移情能以多种形式复活。例如，一个女性患者，我透过她在我夏季休假之前那段时期表现出的类恋物癖和类强迫观念，第一次注意到了我们现在讨论的这种现象。那时在她的显梦中以及有意识的白日梦式的自由联想中，涉及的都是一些物体而不是人，并且我特别注意到一个反复出现的遮盖的主题：比如把罐子的盖子盖上，把花从花瓶中拿走并且用东西（一张纸或卡片）把瓶口盖住，给空瓶子塞上木塞，用玻璃盘子把空鱼缸盖上，等等。我让她去注意自己的梦和联想中那些变化的内容，特别是那些可理解的抑郁情绪和（尚不可理解的）反复出现的要闭合空洞空间的准强迫的先占观念，并且告诉她这些变化是出现在我说我会度一个夏天长假之后，此时她联想到了童年，具体地说，是联想到了六七岁时的那种持续的孤独感。那时，她家搬到了一个新的地方，她不能再跟和蔼可亲的祖父母那么亲近了，而且她还要更为集中地去面对冷酷、疏远的父母。在这些潜伏期的记忆中，她克服了巨大的阻抗后承认，她那时不仅总是会在写字台上放一个一直塞住的瓶子，而且她还会想象有一个人住在里面——她玩笑地称之为"我的精灵"——在那段极其孤独的日子里，她与它有过数不尽的对话。虽然她从没有忘记过这段童年的经历，但她从未告诉过我，表面上似乎因为在我们的分析会谈中她没有想到过这些，但她后来越来越清楚地意识到，对于这些记忆，她其实是感到羞耻的。她之所以如此羞耻，以至于会对谈论这个主题产生强烈的阻抗，是因为这个症状（如果有人把这叫做症状的话）一直延续到成年的生活中，而且直到现在，她还偶尔会和"瓶中精灵"对话，而这些在精神病学的术语中是"边缘"特质。事实上，我们很难判断，她在这样的一段时期内是真正出现了妄想，还是不过耽于白日梦和幻想而已。

　　在分享了这段我先前不知道的内在活动之后，患者觉得轻松多了。这时我大胆地猜测，既然这些主题出现在我宣布离开几个星期之后，那么瓶子里的俘虏不是别人，正是我——这是患者在失去祖父母（特别是她所爱的外婆）的支持后的那段潜伏期心理活动的移情复活。尽管她极为不情愿和不安，对于我的解释，她还是非常明确地否定了。在瓶子中的精灵并不是分析师，在她童年时的瓶子里的也不是她的外祖母。那时和现在一样，这个俘虏是一个和她孪生的小女孩，一个和她相像但却不是她的女孩，这个女孩能够和她谈心与她做伴，陪她度过那段除了瓶中人之外无人关心她的孤独日子。

　　在此我不会进一步扩展对这个患者另我本质的探究，但要特别指出的是，我在她觉得要失去我的那段时期里所获得的新洞察，也帮助我理解了告知她度假之前那已经建立起来的移情关系的意义。先前，我错误地理解了她移情的本质，一直以为我处理的是患者对于能提供赞同和接纳的镜像自体客体的需求。但我现在渐渐明白，和 F 小姐不同（Kohut，

1971：286-287），这个患者并不希望我重复她所说的话、回应她的心情、肯定她的存在与活力，也就是说，并不希望我完全关注她。她的自体仅仅依靠一个她知道足够像她、从而能够理解她以及被她理解的人就得以维持。只要移情关系处于平衡状态，就像在我告诉她要离开之前那样，她的自体就能够单单借由我的存在，以及藉由我允许她把我体验为在本质上类似于她的自体的存在，而得以支持。对于 F 小姐来说，完美的自体客体是一个能够重复并肯定她的说法的人，它的作用就是通过情感上的参与和回应，把她体验到但无法感觉为真实的东西激活起来。相反，这个患者需要的是一个默默的存在，她只要可以对孪生倾诉就好，孪生并不一定要对她有所回应。其实只是和孪生在一起无言的交流，往往就是她最满足的状态了。默默待在一起会产生有利的影响，这一解释——本质上来说是患者给出的，并不是我给出的——一下子使分析早期出现的长时间沉默的意义变得明朗了，这种沉默，虽然我的思维告诉我它一定是阻抗，但我总是能轻松地忍受这些片段，不会不耐烦地催促患者和我交流她的想法。这一解释进一步澄清了患者迄今从我的治疗中所获得的帮助的意义——至少她能够维持孪生的体验。

但我也从这名患者身上获得了另一个非常重要的洞识，它源于我对孪生移情之动力的更深层理解，以及我对移情体验在起源上的前驱形式的更为仔细的审视。首先我想说，在治疗这位患者之前，我已经形成了一个模糊的概念，即，那作为驱力本能地投注目标的客体与那维持了自体的统一、活力、力量与和谐的自体客体之间，有着关键性的不同。尽管我现在使用的这些清晰的论述在当时还没有形成，我那时已然知道——在本质上而不是在术语上——什么是镜像自体客体。事实上，当时我困惑的症结并非是如何在爱的客体和自体客体之间作出区分，而在于镜像自体客体和另我自体客体之间。从这个案例中，我对心理孪生关系的意义和重要性形成了最初的洞见，此外我还了解到，古老的自体客体需求并非因爱的客体的缺失而产生，而是由于更成熟的自体客体经验的缺失所致[2]——这一点我已经以不同的方式说过很多次了。尽管我们对患者的分析性洞察通常首先来自于对正在发生的移情关系之考察，但深层心理学研究中的新洞察，往往源自如下这样一种情况：本案例中的病理性体验的前驱形式，以及瓶中精灵的正常对应物，都是从患者的早期起源材料的考察中得到的。引起以下这一关键回忆的那些临床细节我省略不说，我们直接来看最后的结果。这段回忆发生在祖母家的厨房里（大概在四岁），祖母在揉面团，她也在祖母干活的大桌边的小桌上默默地揉面团——这段回忆的内容从没被压抑过，但其内容所包含的情感意义以前也从未被重视过。

读者们也许会认为"这真是个令人扫兴的结尾！"确实，如果同弗洛伊德从潜意识中费力地获得的原初场景以及儿童性兴奋和死亡欲望的戏剧性相比，这每天都发生的事情看起来太枯燥乏味了。或许如此，但我要说明的是，令人兴奋的戏剧性与真正的价值之间并没有必然的联系。一个小女孩可以通过在厨房与祖母一起默默工作来使自体得到支持，一个小男孩可以通过假装和父亲一起刮胡子或是在地下室用父亲的工具与父亲一起干活而使自体得到支持——这些的确是每天都会发生的、非戏剧性的事情。但如果长期剥夺孩子的这种体验，那些戏剧性，确切地说是悲剧性，就会发生——除非孩子的自体还能得到来自镜像的抱负心和与理想化目标融合的基本支持。以前，在自体瓦解之后，我们常把继之而生的那些戏剧性事件当作心理病理的最深层的、被驱力推动的根由。但实际上它们只是次发的，只是核心病理（受损的自体）与成年期生活困扰之表面症候之间的过渡层。

但我必须回到之前介绍过的临床案例的背景当中。我引出这个材料的目的之一——实际上也是最重要的目的——是要证明对自体客体移情分类的改动是合理的，我们把孪生（另我）移情放到与镜像移情和理想化移情并列的位置，因而提出存在三种主要的自体客体移情。也就是说，我们假定了三个独立的自体客体发展主线，而不是把孪生移情包含在镜像移情内并只处理基本自体客体经验的两个发展线。

显然，发现四岁到六岁是孪生移情的关键点，这不足以证明我们在分类上所作的变化是理所当然的。我们还需要其他的补充数据——不管是通过观察，还是内省思想实验，或是兼有——来证明重要的孪生（另我）体验不仅是在四岁到十岁（在这个年龄段，我的患者报告的四岁时的事件，我们很容易发现相似的案例），而是贯穿一生的、相对独立的心理事件。这并不是要寻找小女孩在厨房揉面团时，或寻找小男孩在地下室在父亲身边工作时的情景的详细复原；而是必须找到能够提供情感上的相似支持的那些经验，不管它们在内容上可能与上述临床案例有多么的不同。

是否在生活的更早期以及后期都能找到类似的体验呢？虽然我并不能完全自信地给出肯定的回答，但有清楚的证据指向这一方向。可以预期的是，从患者的移情体验中重建他们早期的、等同于上述体验（或作为上述体验的前期形式）的心理活动状态，确实有些困难——如果不是不可能的话。还要再强调一遍的是，我们所寻找的，并不是表面上的外部相似性，而是意义上的等同以及功能上的相似。

　　当我们处于困境时，一个朋友把手放在我们的肩上，这象征性的姿势无疑表明一个自体 - 自体客体关系建立起来了，它使我们破碎的、虚弱的，或者不和谐的自体，通过作为自体客体的朋友，变得更加协调，并受到了激励，或使内在的和谐被修复了。但是，我们能否肯定这一修复功能是来自镜像自体客体，理想化自体客体，还是另我自体客体？临床经验、自我观察以及自我反思都告诉我，我所描述的这种情况不可能是孪生关系——这个姿势（即触摸肩膀）似乎与这样的解释不符。但这个姿势是象征着与镜像自体客体还是与理想化自体客体的融合呢？或者，让我们把这个问题用更为特定的术语来表达：拍肩的动作是调动了与古老的镜像自体客体，还是与理想化的自体客体相融合的体验？基于临床的经验、内省、思想实验，我倾向于认为，在大多数的案例中，这个姿势说明了患者正在体验与古老的理想化自体客体之间的关系，但若想获得可靠的答案，需要对参与者在这小场景中的体验进行更为仔细的检查。如我过去所言，最可能的答案是，在困扰中接受朋友触碰的接受者，会把这一动作当作当年婴儿在困扰中的那种体验的翻版，他被妈妈抱起来，这样就可以与她的平静、全能的力量相融合，当接近她的身体时，他心中充斥着这种与母亲融合以及能够参与到她的完美当中的感觉。但一定只能是这种方式吗？难道同样的姿势，或许以只是稍微不同的方式，不能调动与古老的镜像自体客体的融合的经验吗？在这个案例中，接触的动作可以表示赞同，可以表达对我们的天生力量和抗挫力的信心；它还可以表达对我们的欣赏，即使我们处于目前这种困扰的状态中。我毫不怀疑，以上这种情况也可能成立，而且我还可以进一步承认，在偶然而且很稀有的情况下，同样情形也可能与早期的孪生支持有关。无论如何，我认为，除了此时正在讨论的特定背景之外，我们对这种类型的探索不可避免地最终导致支持如下的结论：我们在谈到自体客体时，所涉及的不仅仅是早期童年时代的经验以及后来成年生活中的退行状态，而是要放在正常的支持体验的背景下加以考虑，即要考虑到整个生命历程中（童年后期、青春期、成年、老年，以至最终死亡）我们用以维持自体存在的那些持续的、支持性的体验。

在必要的离题之后，现在让我们回到下面的问题：我提及的在童年后期出现的易于观察的、相对来说广为人知的那种另我关系，是否有其早期的前驱形式呢？现在我们进入到一个较有难度探索领域了。在童年后期，我们很明显能够看到，正是这个技能与天赋的中间区域——小女孩揉面团，小男孩使用工具——是孪生关系的重要接触点；但这些经验的古老早期形式却不能用如此清晰定义的术语描述出来。不过，我越来越强烈地感觉到，我们的确遇到了早期童年中一种重要的自我肯定以及自我保持体验，它既不能归类到自体的镜像需求中，也不能归类到自体与理想化的平静和力量相融合的需求中。为什么我会把这些体验与古老的另我关系联系起来？下面的语句可以最好地表达出我的感觉——与大一点的孩子在厨师身边时就感觉自己是个厨师，在工匠身边时就觉得自己是个工匠，从中获得的安全感类似——年幼的孩子，甚至是婴儿，当他身处在人类之间，就觉得自己是个人类，并且获得一种模糊但强烈且弥漫的安全感。

就像卡夫卡的《变形记》中那令人难忘的描述一样，我们从许多严重的自恋性人格障碍的分析中也可以观察到，人类的一些最为痛苦的感觉，都与失去人性存在的感觉有关。我认为，之所以在人格中有如此扭曲的意识，是由于在年幼的孩子所处的环境中，缺乏有人性的人类存在。这些有人性的人仅仅是在孩子的周围出现——他们的嗓音和气味、他们所表达的情绪、他们在进行人类活动时所发出的声音、他们烹饪的食物的那种特殊气味——都会给孩子带来安全感，带来一种归属并且参与的感觉，这些都不能用镜像回应或者与理想化相融合来解释。这些感觉源于感受到了自己是一个存在于其他人类中间的人。无可否认，这些早期印象在特征上多种多样——比如，一个人从国外旅行回来，母语便具有一种神奇的安抚作用——但它们都指向了人类共有的东西：在对善恶的领悟上，在情感上，在姿势和声音上，存在着一种整体上的相似性。这些基本相似的方面是人类世界的指示牌，只要我们可以获得，我们就不知道自己对它们有所需求。[3]

那么在生命后期的孪生关系又是什么样的呢？我相信，在分析情境内外的观察都能为我们提供无数的数据，来支持关于孪生移情和其他维持自体的孪生体验的发展脉络的假设。举例来说，可以根据占主导的自体客体需求是通过主动的还是被动的行为获得满足，来对同性恋关系轻松地进行分类。较年轻的伴侣（实际年龄是否年轻并不重要；他就是扮演了孩子）充满仰慕地看着父亲；父亲通过受到年轻伴侣的赞同和仰慕，从而感觉得到肯定。但是在有些同性恋关系中，每一个人都是另一个人的镜像意象，是另一个人的另我或是孪生——这不仅在情感层面，在性行为中也是如此。[4]同性间的非性伙伴关系也可以根据这个图式来进行分类，异性恋关系也是一样，它决定了婚姻的选择以及性生活的满意形式。对于目前讨论的问题，艺术家们的需求是一个很好的例子。在我第一次描述"创造力的移情"时，我注意到创造者致力于繁重的创造性工作时，在迈出大胆创造的一步后，那种与理想化自体客体融合的需求就开始减退。[5]但是镜像需求并没有变少［例如普鲁斯特（Proust）和西莱斯特（Celeste）；奥尼尔（O'Neill）和卡洛塔·蒙特瑞（Carlotta Monterey）］，而且孪生关系［例如，迈克·格豆（M. Gedo）在1980年描述的毕加索（Picasso）和布拉克（Braque）的例子，特别在第84页］会与满足创造性个体特定需求的其他移情一起产生。

我不能再继续探讨孪生移情以及其他孪生关系这个主题了。说了这么多，我只是想提供充分的证据来支持我的观点，即孪生移情值得单独拿出来进行研究，并被看作人类重要的客体需要之一。我之所以在上文中引用那样的材料，是因为我希望阐明，我提出的想法，并不是基于这个概念与我们现在探讨的自我模型——具体来说，我们假设自体有三个领域（抱负心的一极、理想化目标的一极，以及技能和才能的中间地带），相应地就有三种主要的自体客体需要——的兼容性，而是因为我们对人类的内心活动进行内省和共情后，按照上述的三种类型能够最自然地对所获得的资料进行归类。

尽管我还没有准备好结束自体客体移情分类这个主题，我要暂停对这个主题的讨论，强调这样一个事实：不论对自体客体移情的基本分类多么重要，我在此对它进行探讨，主要是要强调（1）自体客体移情是自发产生的，不需要来自分析师这边的任何主动鼓励；（2）对自体客体移情进行分析，是分析任务的核心。换句话说，自体客体移情的发生，是由于童年某些发展需求没有得到必要的回应的结果，但从另一方面来说，它也是由于这些需求并没有被完全地挫败。鉴于儿童期的自体客体

中至少有一个并未对那个时期的自体完全不作回应，换句话说，希望尚
存，并且鉴于精神分析情境（也就是说，患者体验到自己是共情倾听着
的分析师所关注的中心）提供了激活希望的机会，这个希望在分析中被
强化了并导致了移情关系的展开。我在这一章对移情的处理主要是为了
强调上面两点，但我仍然要对之前提出的移情关系的具体分类进行更多
的反思。

　　特别地，我想指出的是，不论是对疾病的整体或是症状进行分类，
还是对人格类型进行分类，或是像我们目前所希望的，把我们称为移情
关系的各种童年需求与／或愿望的起源学表现类型进行分类，这所有的
这些分类都是人为的（见 Kohut 和 Wolf 在 1978 年对精神分析类型学的
批评讨论）。但是，虽然对于这些分析师正在研究的复杂现象，分类从
来都不可能完全合理，我们仍然需要去分类，以使我们能够对复杂的领
域有一定程度的认知把握。我们需要用术语去定义那些不同层级的心理
现象，以便和同行们讨论我们的发现。我们细分出的这些自体客体移情
关系，尽管看起来也许并不十分自然，也过于简单，但这能够让我们指
出受分析者的童年自体某些特定的受阻需求，也能使我们在受分析者尝
试从分析师身上引出古老自体客体回应时，指出这种需求所指向的那特
定的童年期人物。换句话说，这样的分类能让我们对在起源上各有不同
的受阻的发展需求形成概念，而不用考虑由于童年的自体客体失败而导
致的自体病理的特定状态，也不用考虑自体主要是易于破碎、衰弱，还
是不协调，或者这些不同倾向的混合给自体障碍带来了什么样的特点。
能够区分不同类型的自体客体移情的能力，也让我们有机会更为详细地
去研究与特定自体－自体客体关系的古老形式相关的发展主线——从在

移情关系的初期复苏的古老状态，到由于经历了系统且耐心的修通过程，可能会在成功的分析结束时获得的成熟状态。[6]

但是，不管分类在总体上对我们来说多么有益，也不管具体到自体客体移情的分类对我们多么有帮助，如果分类变成了一种固定的实体，而使我们忽略了那些具有起源上和经验上的重要性的现象的集合，并使我们把观察到的数据强加到不变的框架类目之中，那么，任何分类系统的概念类别也许都会变成一种阻碍，而不是帮助。对于我提出的自体客体移情的这些分类，我自己一直都认为它们是临时的、可变的、可改良的——简言之，如果我们不愿意为了适应新的洞察或者新的事实而作出改变，那么它们也就不再具有价值了。我对自体客体移情的分类特别持有这种态度——这会让我的那些为自己的观察和思考寻求可靠、持久的指导方针的同行们觉得很不舒服。是的，我们现在能够区分出自体客体为童年自体所履行的三种主要功能，是这三种功能创造了一个能使我们体验到统一、稳定、和谐的自体。我们的自体客体也可能会因为这些功能中的一种或两种的选择性失败，而使我们受到创伤。但是目前仍然有一些重要的问题是我们的分类无法解决的。让我们来看看发展的终点——以及对有自体障碍的患者进行的成功的分析的终点——人们可能会在这三种功能方向上都得到支持，即，自体的三个组成部分，会从正常的发展或成功的分析所产生的成熟的自体 - 自体客体关系中得到情感支持。但是，这种理想的结果并不总是经由三种支持力量的平均分配而达到的。在正常、成熟的范围内，个体间会存在很大的差异。有些人非常有创造力且善于自我表达，他们的创造性自体通过实际发生在生活中的，或至少是自信地预期到的，来自自体客体环境的赞同，而得到了支持。另有些人的自体则主要是通过感到被理想自体客体提升而得到支持——我们的文化在任何时间和空间里所给予我们的支持力（即我们当前的文化自体客体）就属于这一类。换句话说，文化的确可以作为一个自体客体来发挥它的作用——但要把它与文明区分开来，文明可以被定义为社会中的全部驱力驯服结构的总和——不论它是通过它的多重的功能，还是通过单个文化英雄 - 理想的人格化（就像许多精神分析师的关于弗洛伊德的理想化意象一样）。最后，还有一部分人的自体主要是通过感受身边的另我的支持来获得维持。当他们作为人群中的一员时，因为体验到和大家一样的存在，做着相似的工作，共享着相似的偏见和偏好等，从而感受到强大和完整。任何一个离开过熟悉的环境（比如到外国去）一段时间的人，都能回忆起被与自己认识的人再次包围时，那种被支持的感觉。这种感受，我要补充说明的是，不能与被镜映的感觉或把他们理想化的感觉混淆在一起。[7]在考虑到目前这一分类框架在解释上的局限之后，我仍然确信它是颇有意义的，在我们目前的工作中它很有用，甚至必不可少。在很多情况中，我们的确能够清楚辨别出三种自体客体移情中的一个与另一个，比如说，我们在假定了一种移情关系并进行观察或者解释之后，被分析者的反应会清楚地告诉我们是否误解了他。特别是在很多情况中我们可以清楚地判定出，三种中的哪一种自体客体需要在童年环境中尤其没有得到过回应（因此使得自体受创），以及这些需要中的哪一些至少得到过少量的理解回应（这少量的回应虽然并不能给自体带来稳定、活力与和谐，但也给予了自体一定程度的建构）。分析师对于后一种童年经历所产生的理解，常常具有很关键的重要意义——当被分析者的移情关系开始转向扮演童年期自体客体（尽管他不能充分地对患者予以回应，但已是可资利用的最好的一个了）的分析师时。正是这一自体客体移情关系才是最重要的，被分析者由于有这样的一个带来较少创伤的自体客体在身边，会开始朝向健康的方向移动，并尝试重组自己的自体。

我们的临床材料中存在大量的关于"补偿结构的形成原则"（Kohut，1977：3-6）的信息——在几乎所有的自体障碍案例中，对移情关系进行分析后都会提供一些支持这一原则的材料，我曾在上一本出版的书中对此原则有所论述。一些人[8]会渐渐出现在患者的童年记忆中，他们不同于家庭中那些疑病的、焦虑的、非支持性的成员，而是——或者至少曾经是——强大的、可以理想化的。在移情关系的背景中，某个人的轮廓会渐渐浮现出来，对他来说，患者早期的存在和行动是他真诚快乐的源泉；这个人——作为一个默默的压力、作为在孩子身边能促使孩子感到自己活着的另我或是孪生（小女孩在厨房紧贴着母亲或祖母做家务；小男孩在地下室紧贴着父亲或祖父干活）——的意义会渐渐变得清晰起来。

经过前面的思考，我们很清楚地学到一点：对于自体客体移情关系所进行的分类仍然应该只是我们的帮手，而不能变成我们的主人，这一点也适用于所有的概念和理论。只要是有助于我们的工作，只要能帮助我们理清在临床或非临床领域所遇到的那些看似无关的信息，我们就愿意忽略细微的不一致和缺陷。但如果基于我们的理论所给出的解释不能再与临床或非临床信息协调一致，不能再与研究中大部分的领域相互关联，这些理论（分类实际上也是一种理论）的缺陷就会变得非常明显。只要出现诸如此类的情况，它们就应该被更好的理论取代。

幸运的是，我确定我们对自体客体移情的分类方式还没有达到后者的情况。而恰恰相反，重复的观察告诉我们，由此分类方式得出的论述与临床信息是一致的，而且在对一个新患者进行分析的过程中，这一分类可以成功地指导我们研究新的材料，尤其是那些在分析新患者时出现的移情信息。例如，只有在分类系统的帮助下，并基于那些连续展开的自体客体移情关系的临床证据，我们才发现自体之所以会出现障碍，是由于在自体的三个组成部分中，至少有两个存在因童年期有缺陷的或是不充分的自体客体回应所导致的严重缺陷。根据那些可分析的自体客体障碍（例如自恋性人格与行为障碍）的自体客体移情关系提供的数据，我们可以进一步确定，如果对于自体的一个组成部分的发展需求，自体客体没能给予适当的回应，这将使自体更加强烈地希望在其他两个成分的发展需求上获得必要的回应。在这样的情况中，如果环境有利的话，自体中一部分健康支持性的连续体仍然可能建立起来。也就是说，如果自体中的某一个成分，在长期的努力后仍然不能获得即使最小却必要的自体客体回应时，那些获得了充分的自体客体回应支持的自体其他成分，就会尤为活跃地成长起来。这一过程会潜在地为心理提供新的片段连续体——在此我们指的是"补偿结构"——它，在得到起码足够的机会时，通过患者的创造性 - 创新性活动，使得一个人的核心生活计划（这取决于一个人特定的抱负心、才能和理想）得以舒展、开花并最终结果。比如说，如果一个孩子严重缺乏早期的镜像回应，那么这个孩子将会更加强烈地去寻求一个可以被体验为另我自体客体的存在，或是寻找一个可被理想化的自体客体以获得提升性的、自我组织的体验。这就好像一棵树在某些限制下会绕开障碍物生长一样，它会使自己最终能将叶子暴露在维持生命的阳光之中，自体的发展追求也是一样，它也会放弃在某一特定方向持续的努力而转向其他。

我们相信，关于自体的这些发展变化，我们至今已经学到了特有的两课。第一课是，正像我前面说的，在一个自体客体没有进行回应后，只有当孩子尝试去通过其他自体客体的必要回应来获得补偿结构的企图也遭到挫败时，自体才会受到严重的损伤。第二课——我意识到自己在重复，可我相信这些值得重复——是在那些恰当的分析引导中（即那些没有阻碍移情关系自发显现的分析中），我们最终所建构起来的那些基本且重要的自体客体移情关系，常常都围绕在童年自体客体环境中较少受到创伤的那些方面，或像我们常说的，常围绕在双亲自体客体中给予较少创伤的那一个。[9] 就像临床经验告诉我们的，通过对核心自体客体移情关系进行分析，修通的过程会被调动起来，最终会加强自体的补偿部分——虽然这一部分在童年未能充分建立起来，但它的缺陷还不是不可弥补——它带来了分析的治愈。[10] 不论那至关重要的移情关系是镜像移情，还是另我移情，或是理想化移情，分析师的两种干预步骤的重复进行——一次次的理解继之以解析的体验——通过转变内化作用，促成了结构的建立。

就像正常发展中的婴儿对有共情的母亲给予的直接、立即的镜像需求渐渐会被希望他人赞赏自己的成就这种更为成熟的期待所取代，正常发展中婴儿会由于意识到被包围在人类环境的声音和气味中而感到安慰，这会使大一点孩子产生力量感（小男孩在父亲刮胡子时也假装刮胡子，或是小女孩在厨房在母亲的身边工作），且这随后也会使成人在被包围在其他本质上（国籍、专业等）与他相同的人[11]之中时会产生安慰的体验；婴儿与将他抱起的成人那种平静的身体相融合时，会产生古老的融合 - 理想化，渐渐这会使我们对伟大的政治领袖、艺术家、科学家以及他们令人振奋的想法感到钦佩，并带来安慰感和自我组织的体验——在分析中也是如此。分析过程中，当一个中断了的自体客体移情关系（不论是镜像的、孪生的，还是理想化的）被理解了并解析时，这些基本的治疗单元就会一次又一次被启动，潜在的创伤就会被转化为一种恰当的挫折体验。并且，由于这些恰当的挫折，受分析者的需求就会因为自体结构得到了觉察不到的增强，而渐渐发生改变，受分析者那受损的自体就会越来越能够感受到那来自成人世界的自体客体回应的强化和支持。而且就像年幼的孩子第一次离开他的自体客体会保持着对自体客体共情回应——包括他们对于孩子的成长所产生的自豪、他们自己能够成熟地存在于自体客体环境之中的范例作用，以及他们用以设定目标的理想对象——的需求一样，被分析者每向前迈进一步，都会存在这样一个让他焦虑的问题：自体客体分析师的共情是否能跟得上他们所达到的新水平，是否能够对他们的移情关系需要作出正确的解释回应。或许更为重要的问题是，在分析师每一次给出错误的、不准确的，或有缺陷的解释时，患者会产生的焦虑问题是：自体客体分析师是否能够意识到自己的错误，是否能够把这潜在的创伤转化成促进发展的、建立结构的恰到好处的挫折。而且，在分析快结束时，为使患者迈向健康的那最终一步，需要分析师再次承认——如果患者接受这种支持的话——不论自体成为一个独立的、主动的人格中心的体验多么令人兴奋，要想保持住这样的自体，我们仍然需要一个有回应的自体客体环境——一个人必须学会去寻找和保护这个环境。

在这本论述精神分析治愈本质——尤其是自体心理学如何看待导向治愈的活动与良好的早期发展活动的相似性——的著作接近尾声的时候，我要简短地回到我在前一章考虑过的一个问题：自体心理学是否向精神分析引入了新的一种共情呢？我相信我之前讨论的共情间的差异、指导共情的理论、临床干预中的两步序列，这些都能清楚地说明我对这一问题的回答是否定的。如果仍然有人坚持认为这新的理论改变了我们观察人类内在活动的能力，且这改变的程度已经由量变变成了质变，那我也不想再作没有结果的争辩了。毫无疑问，如果有人坚持认为布鲁内莱斯基确实为人类带来了一种新的视力，有人会和他争辩吗？尽管如此，我会坚持认为这样的论述更像诗歌，而不是科学——我不否认，在表达心理事实时，诗歌有时会比科学更加深刻，而且在某些条件下，诗歌也比科学家所表达的更为贴切。

结　语

我对精神分析治疗活动的自体心理学理论探究，已接近尾声。虽然自体心理学的治愈理论以及相应地对人的看法，即一种拓展了的观点，它使我们承认悲剧人物身上的那些问题有其重要意义，并使我们能够以科学的严谨来研究这些问题——与传统精神分析提出的治愈理论有明显的不同，但我并不认为自体心理学是与传统理论相背离的，反而，它是对分析理解的一种延伸，即便这新的观点也许是试验性的、不完全的和不断变化的。

自体心理学并不提倡分析技术在本质上发生改变。移情关系仍然需要展现，对它的分析——理解移情反应并采用动力学和起源学术语加以解释——现在和以前一样占据着分析师注意力的核心位置。自体心理学者有偏离古典模型——也就是艾斯乐（1953）提出的"基本模型技术"（basic model technique）——的地方，但他这样做不是因为他试图偏离作为分析的基础的基本原则[例如，引入"参数"（parameters），（Eissler，1953）]，而是因为他比那些严格坚守传统分析技术规则的人，更为忠实地抱守着原则。我认为，驱力原发与驱力控制理论，以及从依赖到自治、从自恋到客体爱的理论，都是——或正在渐渐变为——科学名义下的道德上位系统的一部分；我们认为，不论在言语上如何否认，实际的分析活动因此背负了隐蔽的道德和教育目的。相反，与探究复杂精神状态的科学心理学的指导原则相一致，自体心理学坚持认为，我们处理的是驱力体验，而不是驱力本身；如果自体是健康的，那么驱力就不会以孤立的方式被体验到，而是会作为健康自体的一种内在特性；在这样的情况下——甚至在我们对抗自己的攻击性和欲望时——不论我们有多痛苦，不论我们的挣扎有多激烈，那致病的冲突仍然不会出现。另外，再次与传统理论相对的是，自体心理学进一步坚持认为，软弱无力的婴儿——在缺乏支持性的自体客体环境的情况下我们能够观察到——这个概念是牵强的，从这一错误概念衍生出来的理论——正常的发展过程是从无助的依赖进行到自治、从自体爱进行到客体爱——也因此是误导性的。自体心理学断言，"正常"可以被恰当地定义为自体 - 自体客体关系在性质上的贯穿一生的变化系列；"正常"并不等同于那种不现实的论断，即成人放弃对自体客体的需求，并以自治和客体爱来代替。我们看到的是从古老的自恋转向成熟的自恋，并且混合着从古老的客体爱转向成熟的客体爱；我们并没有看到自体爱的放弃，也没有看到它被客体爱所代替。

这种理论观点的转变，如下的论断是与之相悖的：分析治愈所导致的必然结果就是患者幼稚的驱力被驯服或是放弃。事实上，分析的结果并不是患者放弃了依存关系而变得强大和自主，也不是他把自体爱转变成了客体爱。一个好的分析会向患者解释清楚自体客体环境的缺陷是如何造成其自体结构的缺陷的，也会告诉患者如果自体缺乏那种由于感受到自体客体的欢迎和支持而产生的愉悦时，抑郁的自体会尝试通过不能带来愉悦的快感寻求来维持自身，驱力也就因此变得孤立。此外，一个好的分析还会向患者解释，他焦急地试图附着于古老的自体客体及其功能，这并非由于患者幼稚地不肯放弃古老的满足，而是一个令人高兴的指标，说明患者从未完全放弃完成自体的发展的努力。最后，一个好的分析还意味着要向患者解释，停滞了的自体发展是如何导致一种坚持不懈的、往往是根植在人格之中的要求——本质上也是良好的要求——的出现：希望自体客体最终能给予足够的回应，使发展可以继续直至完成。

我相信，只有通过无数次地重复理解和解释——即解析，这是分析过程中唯一具有主动性的功能——这两种基本治疗单元，一个好的分析才能达到治愈的效果。的确，我们一定不能成为完美主义者；我们要接受这样的事实：即使在那些已经满意结束的分析当中，治疗上的一些不纯粹也常常存在。这种不纯粹之处可以从由于分析所产生的结构上的变化中找到，且它们在本质上移植到了已获得的完全转变的新结构当中。尽管自体心理学家知道，自体心理学，通过强调分析师的对自体客体移情的认识和分析，已经极大地减少了心理治疗上的杂质，但大家也明白，我们仍然达不到理想中的那种纯粹（这也许意味着仍旧有其他移情——或许是不同的自体客体移情——未被发现和分析）。所以，当我们对分析治疗领域中的这些进展感到自豪时，我们不会那么完美主义。就像我们接受某些受分析者在咨询结束后的自我分析功能一样，我们不会因为分析结果中的这些无害的杂质而挑剔传统或自体心理学技术。但是对于有些情况，我们不能同样地宽容，尤其不能宽容有一些分析在终止时，其受分析者的痊愈会与某些永久的限制交织在一起——特别是限制了患者的创造性和灵活性的自由发挥；并且，正如我之前详细解释的，我们对训练性分析在这方面的结果也深为不满。此处我们确实发现了一些与分析理想完全背离的结果：通过对一套基本信念的采择，以及对一个理想化的领导者的不可动摇的依附——不论是通过顺从还是反抗的形式——来达成一种心灵幸福状态，这其实与信奉某些宗教教条或是信奉某些拟人化的救世主象征所带来的结果，具有令人不安的相似之处。

　　自体心理学与这样的技术性原则相一致：解析，尤其是对移情关系的解析，是治疗性精神分析的主要工具。不过我们认为，只有不包含任何隐蔽的道德、教育压力的解析，才是真正分析性的，才能最终使被分析者的生活与自己核心的自体模式相协调。而传统观点仍然把重点放在驱力首位、婴儿的无助以及对自恋概念的贬低含义上，它所隐含的道德和教育压力就不可避免。只有分析师能够或多或少准确地理解被分析者当下以及过去的体验，他才可通过自己的解析建立起一个修通过程——它在分析中重建一种环境，使患者能够持续暴露在促进发展的、恰到好处的挫折中。这样一种机遇，在被分析者童年时代未能被充分提供，在精神分析治疗中被再次提供了。

附　注

第一章

[1] 如我之前所说，一切价值判断在某种程度上都是自我满足的预言，自体心理学所采用的方法——例如提出把自体可靠的连续性和统整的张力弧作为衡量健康的标尺——也并无例外。我们也是首先声明一种评估标准的正确性，然后用它来衡量数据，这些数据本身就与构成标准的那些价值有关。毫无疑问，我们正在这么做；但确实也并无它途。在探究健康和治愈的问题时，对不言自明的价值标准的选择是必需的。不过有两个重要论据可以支持我们的这种取向。第一个是我们的价值体系建立在一个基于经验性数据的观点上，因此可以被观察所证实或证伪。这个观点是：人类可以经验到他们正在过着——或者，在步入生命的最后阶段时，感到他们已经过了——有意义的、愉快的和满足的生活，即使缺少感官享乐并遭受着生理和心理上的（包括神经官能症的）痛苦。反过来说，人类也会经验到他们正在过着——或者，在步入生命的最后

阶段时，感到他们已经过了——无意义的、无趣的和空虚的生活，尽管他们成功地享乐过并且没有遭受到生理和心理上的痛苦。支持我们理论的第二个证据是，在上述对于有价值的人生的定义框架下，通过引用经验数据来证实或证伪，我们可以考察并宣布，本质上统整的自体，以及抱负与理想之间的能量连续体的存在，是过上令人满意的生活的必要条件。当然，比如说，或许在未来，我们能发现自体中的某种特殊的不连续性不会阻碍人们过上满意的生活——这个发现将迫使我们修正自己的理论。

[2] 以下对精神病和边缘状态的讨论完全从心理学的角度出发。然而，事实上，在有些案例中，重要的、动力充分的积极补偿结构功能的完美运作并不只是与精神病性的混乱交替出现，甚至在后者出现的时期，前者也同时具备。这些案例不应该用心理学加以解释，而需要归因于机体的生理病理。例如，我不能解释，像梵高自残期间的那种对现实的彻底扭曲，如何能够同时与他对现实的最深切的觉察相并存——如果对现实感的扭曲主要因心理原因而起？我认为，只能用决定性的器质因素来解释未受损的创造力成分——这是一个从建立在技巧的纯熟之上的创造力到对艺术理想的综合能力之间的连续统一体——与全然的失调，冲动与思维障碍的共存。

[3] 在此我要稍微离题地说明一点，为了减少那些认为我们的沟通应该总是运用精确的概念的同事们的疑虑，我意识到这样的一个事实，即"疏离的、刺激不足的双亲自体客体"的表述是不精确且不一致的。为了精确起见，我应该说"双亲的那些我们称之为自体客体功能的不可获得性——这种功能的失效，用经验感受的话来说，可以被描述为'疏

离的’，用互动的术语来说，可以被称作‘刺激不足的行为’。”

[4] 对于在不同发展阶段的自体客体失败的不同类型，需要更多的研究，也包括阐述俄狄浦斯期自体客体失败——例如，人格失调的母亲需要孩子支持她的破碎的或虚弱的自体，并禁锢他，阻止他与其他的孩子在一起——的不同类型。

第二章

[1] 在此，我们有必要重述戴利金的观点：“所谓平均水平，可能且经常是反常的。所谓正常，从另一方面说，可以客观而恰当地定义为所发挥的功能与先前的设计相一致（functions in accordance with its design）。”（1945：493）我们可以采纳或不采纳戴利金对于正常的定义，我们也完全可以放弃所有关于正常的价值判断。然而，如果我们需要选择一个用来衡量偏差的基线，那么我认为戴利金的定义完全符合这个目的。在这个意义下，举例来说，我所说的“婴儿生来强壮，而非虚弱”就能够被理解了。这个基本判断所使用的基线来自于我的假设：当婴儿的双亲提供的环境能够共情地回应婴儿时，以戴利金的定义来说，环境的这种功能与其设计相一致。前人提供了如下的假设：当婴儿被提供了“足够好的抚养”（good enough mothering），他们可以在心理上存活（Winnicott，1965），或是所有婴儿感到无助并发展出防御性的、幻觉性的、用于满足愿望的心理作用（Freud，1900，1953，5：565-567），并相信他们的思想和愿望是万能的（Ferenczi，1916），或者所有婴儿基本都是抑郁和偏执的，因为他们觉得自己被抛弃并受到了虐待

（M. Klein，1932）。这些假设无疑都是以经验性数据为基础的，或许某天我们可以测定它们的统计频次。我不反对这些说法本身，然而我的确发现，当它们成为在心理层面上定义人类的基点或者被认为是人类心理存在的本质时——这或多或少已经发生了——这些说法是引入歧途的而应加以反对的。另一方面，我确信婴儿的出生环境是自体客体能够以共情加以回应的，这个断言可以恰当地作为正常心理经验的基线——婴儿是健壮的——就如同婴儿出生在有氧气的环境里的事实可被恰当地当作他生理功能的基线，即婴儿是健康的。

［2］为完整起见，也为了尽可能精确地表述我对俄狄浦斯阶段的重要性的观点，在此我承认我把内在回应（儿童自身的骄傲）与外在回应（双亲自体客体的骄傲）加以区别，是对根深蒂固的思维模式和传统语言的让步。事实上——在心理事实上——这两种经验是同一心理结构的两个方面，因为作为不可分割的自体 - 自体客体单元，虽然从幼到长它们会发生很多变化，从生到死都作为心理生活的本质持续存在。

［3］有关父母对孩子的攻击性感到愉悦和骄傲的论述，见 Kohut（1978b，1：438）。

［4］我故意不说"最强烈的焦虑"，因为个体实际感受到的焦虑程度受很多因素的影响。但我会毫不犹豫地清楚表明，解体焦虑不仅是人类最深层的焦虑，也是潜在的最为严重的焦虑。

［5］尽管这种说法——弗洛伊德列举出的焦虑的所有形式，尤其是他定义的对失去来自客体的爱的恐惧，都混有解体焦虑——有几分真实性，试图在弗洛伊德的分类和自体心理学理解的解体焦虑之间建立概念的等同性导致了模糊的结果。如果我们特别把弗洛伊德所谓的"害怕

失去爱"解释为害怕自体客体终止支持自体，而不是儿童害怕爱的客体撤回对他的爱（因此造成力比多释放的阻塞，以及力比多张力的灾难性的增长），那么这种有意义的等同才可能建立。

[6] 在此我不再重复说明，我相信读者会在细读相关段落后回忆起来。

[7] 这个分析的某些方面，虽然不属于这个梦，但之前已经被报告过了（Kohut，1977：55-58，79-80）。

[8] 概略地说，分析师最初取代了患者的迷恋物的位置；后来分析师逐渐被经验为一个有回应的、有恰当挫折的自体客体；然后在这个时刻那个梦出现了——此时患者开始想要离开分析，发生了常见的提前终止退行 (pretermination regression)，分析师再次成为那个让 U 先生在童年期免于崩解的迷恋物。

[9] 俾斯麦与施文宁格的关系的材料是我在 Pflanze（1977）的文章里找到的。有关进食与食物的自体客体意义的总体讨论见 Kohut（1978b，2：789-790，845-850）。

[10] 此处我想把注意力放在我的一本书的两个段落上（Kohut，1978b，2：706-721，908-914），特别是宇航员想"与地球重聚"这种轶事，都表明解体焦虑是基于对被永远剥夺"人性的意义、人性的接触、人性的经验"的恐惧，这种恐惧的强度是甚于死亡恐惧的。虽然前面两次我都未像现在这样清楚说明两种经验之间的不同，但上述两个评论（Kohut，1977：103-108，在那儿我第一次详细研究了这个主题）从稍有不同的角度探讨这个问题，因此或许有助于加深对这种区别的意义的掌握。

　　［11］我完全知道传统上大多数的分析师——虽然并非他们中的全部（例如，比较 Freud，1930，1953，21：103 和 Eissler，1963：1403 对女性缺乏真正创造力的评论）——主张并非男性性器官是更令人满意的，而只是对孩子而言，它们看上去似乎更令人满意（扩大而言，对于成人心理的原始层面而言，它们被认为不甚令人不满意）。我越来越相信即使这种用于解释女性被轻视的良性观点也是错误的。换句话说，我不相信一个孩子的低自尊，尤其是低身体自尊，在本质上与性别有关。小男孩儿和小女孩儿一样，这种自尊障碍是一种病理状态，它植根于儿童期自体客体的有问题的镜像回应（Kohut，1978b，2：776-777）。

　　［12］有关能够确认深层心理学研究者的理论证据本质的相关论述，见 Kohut（1978b，2：737-770；1977：140-170）。

　　［13］今后，（1）我会用俄狄浦斯阶段来称呼正常发展中的一个充满愉悦经验的阶段，这时孩子自豪地向前发展，其自体客体能够以骄傲和愉悦来回应他——这说明双亲自体是坚实确立的、有共情能力的。（2）用俄狄浦斯情结来称呼儿童的病态变异的经验，导致这种经验的原因是在发展中当儿童在情感态度和行为上发生了质的变化并变得强烈时，自体客体（前意识地）感受到的是性的刺激；以及／或者，当儿童在发展中其自信方面发生质的变化并变得强烈时，自体客体感受到的是威胁。（3）用俄狄浦斯时期来称呼——无关乎正常或病态——孩子生命中某个有时限的时期，这个时期可能有俄狄浦斯阶段或是俄狄浦斯情结的正常或病态的经验（当我想要强调这个时期的发展 - 成熟规律而不特别说明它是否异常时，我偶尔也会使用俄狄浦斯期这个词）。

　　［14］参见原书第 9 页，弗洛伊德早期诱惑理论与自体心理学理论

的区别性的比较。

［15］需要回答的问题实际是：导致俄狄浦斯神经官能症的自体缺陷痕迹要多于导致自恋性人格和行为障碍、边缘状态和精神病的自体缺陷痕迹吗？我无法确凿地回答这个问题，我只能说，依照我自身的临床经验来看，答案是否定的。更确切地说，这些痕迹普遍存在于所有的发展阶段，在我的经验中很少有证据显示双亲功能的失败仅限于俄狄浦斯期。实际上，我的临床资料指向另一个方向。然而，不论强调哪个方面，为什么俄狄浦斯情结的痕迹不能出现在每个人的身上？被镜映的需求和被理想化的自体客体骄傲地纳入的需求，在每一次发展的进发期之后变得强烈——有人称之为新结构的脆弱性原理（Kohut，1971：44，在那里我提到 Hartmann，1964：177）。因此我们理所当然会推断，小男孩儿和小女孩儿在俄狄浦斯期的开始阶段经历了感情与自信感的新扩张，俄狄浦斯自体需要骄傲和愉悦的肯定回应，具有严重缺陷的自体客体环境会导致自体的灾难性的破碎。有没有可能，俄狄浦斯自体客体环境本身倾向于具有微小的缺陷，这或许是人类经过几百万代的选择，因为暴露在这种缺陷里的孩子会发展得更好——它们激发了我所说的"转变内化作用和创造性的改变"——完全没有创伤的孩子只会发展出初级的心理机制，而不必发展出创造性的补偿结构？

［16］此处概述的理论观点对于精神分析临床实践的重要价值与影响程度——尤其是对于精神分析会谈氛围的重要转变——在第五和第六章中会作更加清楚的描述，在那两章里我们将考察精神分析治疗过程的本质。

［17］例如，一名我多年前分析过的男患者记得，在俄狄浦斯期时

他曾有过被狮子攻击的噩梦。当他告诉自己的母亲时，母亲以冰冷的理性回应了他的恐惧，并带他到动物园的狮子笼前向他表示，人不必害怕狮子。自体心理学取向的分析师不会感到惊讶，对这名患者的分析超越了俄狄浦斯情结的问题，最终集中在怪异而无法共情的母亲的严重扭曲的人格，以及志愿从军离家多年使患者无法在感情上接近的父亲身上。换句话说，对于患者的分析治愈至关重要的因素不是对来自更强大竞争者的报复的害怕，而是能阻止焦虑蔓延的健康心理结构的缺失。换言之，母亲在热情和安抚孩子的能力方面的缺失，以及父亲无法作为勇气和冷静的理想化楷模——而不是在儿童中普遍存在的与更强大的对手的竞争——是造成患者精神病理的因素。为完整起见，我必须补充的是，如果换成另一位在孩子经历相似噩梦后带他去动物园的母亲，我们的评价也可能不同。一位能够健康地对孩子进行回应的母亲，在理解了孩子的恐惧后，首先会在情绪上安抚孩子，然后在孩子的焦虑减轻后再提议一起去动物园，那么这个明显的让孩子安心的行为只是健康自体客体环境全部模式的一个特别的细节。我们不能孤立地评判人的行为——这句格言经过适当修正后也适用于分析情境中的分析师的回应。

[18] 不幸的是，在过去的十五年，即从我采用自体心理学的观点开始，我未曾分析过患有广场恐惧症的女性，因此我只能依靠多年之前的治疗经验。我知道这些数据不够恰当，我希望那些有机会分析广场恐惧症的人们会以自体心理学的观点来重新评估临床资料，报告他们的发现，来证实、修补或是推翻我的假设。

[19] 虽然有些离题，我仍要指出精神药理学在广场恐惧症上的效果，尤其是三环（抗抑郁）药物的使用，可以在自体心理学的框架里作

心理学的解释。自体心理学把安抚、控制焦虑和理想化结构的缺失看作中心疾病。而这些药物，就如同陪伴患者的女性，取代了心理结构的前体，即古老的理想化的自体客体，自体可以和他的冷静和力量相融合。然而，鉴于这两种应对方式都未能激活修通过程，安抚性的内在结构无法建立，对药物或是陪伴女性的类似成瘾式的依赖将持续存在。

［20］而且，我想要更加强调的是，对父亲的性欲也并没有导致更严重的病理压力。相反地，对自体客体母亲的需求才是精神病理的核心。严重的焦虑控制功能层面上的结构缺陷，使患者无法对抗这个需求。与成瘾性的依赖类似，为了存活下去，人格也要向需求压力低头。

［21］先前有关面对特别强烈或不寻常的需求时的自体客体失败的讨论，见 Kohut（1977：25-29），在那里我讨论了面对一个特别艰难的任务时自体客体的失败——M 先生的母亲在面对孩子过度需求时的失败。我需要指出的是，在这个例子中，母亲无法承受的额外负担并非源自婴儿先天的缺陷，而是因为婴儿在被收养前曾在孤儿院待了三个月。但是在考察自体客体失败与施加于自体客体上的额外负担间的关系时，具有先天缺陷的幼儿的例子与具有早期创伤的幼儿的例子是相似的。

第三章

［1］此时，让我们比较一下我关于为了被理解而被倾听的经验的意义的阐述与弗洛伊德提出的"我们何时开始与病人沟通？"的问题。弗洛伊德自己回答道："直到病人建立有效的移情后再开始，即与他建立友善关系的时候。治疗的第一步目标仍然是用这个关系把患者与治疗

师这个人联系起来。为确保如此，我们唯一需要做的就是给病人时间。如果病人对分析师表现得很有兴趣，小心地扫除治疗初期产生的阻抗，避免犯错，病人就能自己形成这种关系，把医生与他过去习惯以某种情感对待的人的意象联系起来"（Freud，1913，1966，12：139-140）。我相信在弗洛伊德这番话的某些言辞间无意谈到了自体心理学认为处于分析过程中最为中心和重要的、值得详加研究的方面。如我之前所述，本书的重点在于审视分析过程的这个方面。在此，我只想再次强调，就像我已经做过的和将要再做的事情，自体心理学重心的转移——从生物动力转移到对共情性自体客体环境的心理需求的动机——使弗洛伊德认为不太重要的、可以粗略对待的心理力量的集合成为我们关注的中心。这些我们称作自体客体移情的力量集合在过去和将来都将是我们的研究对象。值得注意的是，在上述引文里，弗洛伊德把此力量称作过去的积极经验，虽然这是在力比多理论（他说"他被那个人用情感来对待"，而我们会说"他把那个人经验为并非彻底地不具承载性的自体客体"）的框架内，这个说法在他的工作与我们正在做的工作之间建立了联系。

［2］精神分析取向的心理史学家的相对潜在的缺点是，由于他与历史人物所处的文化环境间的巨大差异，他无法对把自己带入久远历史事件的参与者的人格进行精确地思考（Kohut，1978b，2：910-913，917-919）。

③虽然患有自恋性人格或行为障碍的患者也会建立可分析的移情，我现在仍沿用"移情性神经官能症"这个术语，其原因见 Kohut（1980：525-526）。

［4］在对自恋性人格或行为障碍患者成功地进行精神分析之后出

现的自体，并不是被治疗而重新建立起来的，它的结构的大体轮廓在童年时就已被确定了。问题只是这个分析中出现的自体是建立在一个未完全加固的原发结构上，还是像更常见的那样，建立在未完全加固的代偿结构上。后一种结构，是当儿童在经历了自体客体的创伤性失败后，转向另一个能更好回应他们需求的自体，不过这个结构仍然不足以让他们建立一个稳固的自体。根据我的临床经验，这种失败的最普遍原因是，双亲中较不病态的那一方无法充分地维护自己的人格以对抗较病态的那一方。结果，儿童从较不病态的双亲一方那儿得到的结构被躲藏了起来，并被剥夺了加固与成长的机会。虽然有的例子表明，分析师的人格，或是由他或她的人格所决定的解释方式会决定这两种（或更多）潜在结构中的哪一种最终会得到加固（见 Kohut，1977：262-266 有关这个例子的讨论），但这些例子并不违反"分析无法重建一个自体，它只能强化一个已经存在的结构"这个规律。换言之，重新被加固的自体之所以最终能够通过这一种或那一种行为模式来表达自己，是由于这些潜在结构在患者进入分析之前就已经几乎达到了平衡。

第四章

［1］我指的是"自体 - 自体客体关系从生到死都存在"这句话，我曾把它当作我论证的出发点。

［2］当我为了把自体心理学的理论架构与传统精神分析的理论架构相比较而提到它们时，我并未想到弗洛伊德有关儿童期神经生成的一般论述——他在早期的确强调了环境因素的作用，并认为这种影

响与内在因素（遗传）的补偿效应和来自环境的创伤（如补偿序列，complementary series）有关。但是，毫无疑问，在感到被自己歇斯底里症的病人富有诱惑性的故事愚弄后，弗洛伊德就把关注点从患者童年期的环境影响转移到患者自身在发病中起的作用了。换句话说，弗洛伊德最终认为当最深层的驱力经验被调动时，精神分析已经深入它能抵达的最深层，达到了人的生物学基础（Freud，1937，1953，16：252）。

[3] 理论上，任何价值标准都有可能消失。例如，如果人类的愤怒反应消失了，甚至非暴力的价值，诸如那些以第六诫为基础的价值标准，就变得无关痛痒了。

第五章

[1] 出于同样的原因——也即我反对把能以言语表达的自我洞察看作治疗的首要任务——我在本书第七章对分析终止后患者自我分析功能的出现的讨论也应如此看待。虽然我同意，出于实际的目的，治疗结束后运用自体分析功能的能力的出现是值得欢迎的，但我仍坚持认为，在原则上这是分析治疗不彻底的标志。简单地说，在很多案例中它的出现不仅表示患者经历了一个好的分析，也表示即使是在一个最好的分析里，移情中自体客体层面的修通仍是不完美的。经过必要的修改，类似的看法可用于审视具有恰当回应自体客体的童年期环境的发展过程。某些童年记忆的重现，尤其是那些有关早年自体客体给我们的自体提供整合与提升支持的记忆，虽不应被看作阻止创伤记忆重现的防御现象，却显示了健康自体客体环境的转变内化作用尚未完全达成。

［2］在此我要提一下我自己早期对"精神分析中带来治疗进展的机制"的阐述（Kohut，1971：196-199），以我目前提出的概念框架而言，它们虽然正确但不完整。不完整的原因在于它们被自我心理学的概念限制住了，亦即，它们是基于"成人人格是独立自主的组织"这一错误的理论概念，这个心理组织被认为能够抛弃与自体客体的联结，并克服了对滋养性自体客体环境的需要。

［3］举例来说，检视《The Psychology of the Self: A Case Book》（Goldberg，1978）一书中许多个案的分析过程，可以为这里的假设提供支持。我曾经详细描述过一个案例（1977），对这个案例中的患者在分析结束后的自我调整情况的重新审视，也可以作为一个深度的例证。最后，我想要报告的是，我曾通过分析帮助过一些患者，他们最重要的症状是无法充分实现他们全部的创造性潜力。在这些个案中——其中一位是世界知名的科学家，遗憾的是我不能报告对他的治疗——他们的创造力的重新激活是间接达成的，而且是在治疗结束一段时间后才发生的。例如，在那位科学家的分析中，那个帮助他在治疗结束四年后取得了巨大的事业成就的关键环节，在他接受分析治疗时并未被发现。在分析结束后，患者向自己——或者我应该说，向他的自体，提供了共情性回应的自体客体的支持：他娶了一位能适合他需要的女性。借助婚姻，他创建了一个让自己的创造力充分发挥的环境［可比较《对 Z 先生的两次分析》（1979）中的患者，以及我对尤金·奥尼尔第三段婚姻的促进效应的评论（1980：493-494）］。

［4］如我所做的那样，把"分析师的失败"等同于他的"解析"的瑕疵，这显然过于狭隘。失败无法用分析师单一的表现来界定。正如

母亲或父亲自体功能的完备与否必须考虑特定的孩子，以及考虑某个孩子所获得的特定自体客体回应（参考 Kohut，1977：29），对分析师的回应的评估也应如此。对于一些患者来说，把分析师的失败等同于他的"解析"的瑕疵是恰当的。然而，对于另一些患者来说，伴随着解析的那些来自分析师的情感回应——通过他的声调和其他方式表现出来——与他所传达的语言信息同等重要。换言之，即使是准确甚至精确的解析，如果患者觉得分析师在分析时感情平淡、充满偏见或漠不关心，它也可能是有瑕疵的。如果患者随之而来的退缩引发了分析师关于移情的动力性解析，以及作为患者特殊敏感性基础的基本起源学因素的重构，那么，不用说，这个错误的回应就变成使分析过程受益的材料了。

[5] 此处我指的仅仅是自恋性人格和行为障碍，但我相信俄狄浦斯神经官能症从广义来说也应被视作一种自体障碍。

[6] 对于孩子成长过程中发生的自体 - 自体客体纽带在性质上的逐步改变（从融合到共情性共鸣）的这种相当概括的描述，我必须补充这个限制条件。因为当一个人的自体承受严重压力时，他还会借助古老自体 - 自体客体的支持来暂时利用自恋的古老模式，这种能力是他人格组织的一项财富，它不仅与成熟自体组织相容，也是某些最具创造力 - 创新力的个体所拥有的特征。此处是另一个合适的机会（见注 [1]）指出：敏感而有心理天赋的分析师会悄悄地假设，现在自体心理学称作"成熟自体客体共鸣"的能力可以被包含在"和爱的客体的成熟关系"这个概念中，他们可能会认为，自体心理学提出的变化着的自体 - 自体客体关系模板的概念是不必要的。我对这个反对意见的回答是，就概念和术语的原创性来说，自体心理学家比那些不愿意对理论作必要改变并将力

比多理论的概念扭曲到理论的提出者无法辨识的程度的分析师来说，前者继承了更多动力心理学的精神。通过自我的驱力 - 加工结构（drive-processing structure）的成熟，投注在爱的客体意象上的性驱力能够得到升华，但就客体而言，它仍是无方向性的。只有自体心理学的概念能超越以驱力和驱力释放为基本假设的系统所施加的限制。只有在自体处于心理系统的中心时，我们才能不费力地检视它对能使自体维持整合、力量与和谐——包括它享受动力经验和表现出自信行为的能力——的自体客体的需求。同样的，也只有在自体被视作心理中心时，我们才能完全理解自体的破碎、虚弱化、不和谐以及继之以发生的驱力残片的出现和自信方面遭受的损害。

　　[7]虽然通常我对分类和命名的事情兴致不高，但我认为我有必要在此说一下严重自恋性人格障碍和我之前评价过的边缘状态（Kohut，1977）之间的概念差别。我的想法是基于驱力 - 结构的考虑，而非出自对患者症状或是行为障碍的评估。某些患有严重自恋性人格障碍的患者或许会暂时出现明显的幻觉（案例见 Kohut，1971：136），而某些根据我的分类标准被称作"边缘状态"（尤其是我对分裂样人格的讨论，见 Kohut，1971：12-14）的患者既不会有麻烦的症状也不会表现出变态的行为。我的区分是基于对构成患者人格的特殊动力 - 结构状态的评估。特别是，在鉴别诊断时我们必须自问，当患者在精神分析情境中有机会重新经验童年期自体客体时，他是否能发展出自体客体移情。如果答案是肯定的，我们就诊断患者为"自恋性人格障碍"，如果答案是否定的，我们就诊断为"边缘状态"。这个界限就像神经症与精神病间的区别一样，普遍是正确的，但并非不可改变。例如，这个界限有赖

于治疗师的技巧和天赋，或特定治疗师的人格和特定患者之间的心理契合程度。某种状况下的精神病或边缘状态的患者在另一种状态下可能就是严重的自恋性人格障碍患者。如同最后这个判断所提示的，在某种程度上我是一个诊断上的相对主义者。我说"在某种程度上"是因为在许多案例中，严重早期创伤与先天脆弱性的合并导致了适应自体客体环境的能力的严重损伤，以至于没有治疗师，至少以我们目前可用的心理治疗工具来说，能够提供一个将要被分析的人发展出自体客体移情的环境（Brandchaft & Stolorow，1982）。

[8]近年来我的实践工作的性质未给我机会去研究患有结构性神经官能症的个体在成功分析的终点转回到健康的俄狄浦斯阶段的情形。然而，回顾起来，我能识别出在多年前被我分析的患者身上曾有过这种发展。

[9]考虑到我把"共情"定义为"替代性内省"（Kohut，1978b，1：205-232），我使用的"患者对自己的共情"这个短语乍看之下似乎有些奇怪且不一致。但是，如果考虑我们能够从自身抽离并客观看待自己的能力，即，我们是另一个人，那么"内省"（对个体内在生活的直接感知经验）和"对自己的共情"（对个体内在生活的间接感知经验）之间的区别就能够理解了。

[11]但是见 Kohut（1978b，1：233-253，特别是 240-243 页）有关语言和言语思维领域之外的次级过程的讨论。

[12]大量自体客体关系的多样性研究支持成人自体的整合、活跃与和谐应该得到研究。从文化的自体客体（作家、艺术家以及某个团体的政治领袖——例如，一个人所属的国家；增加个体在压抑的危急状况

下从这些文化的自体客体中获得支持感的事件，或个体对自体的完整性的不确定感暂时增加时——例如在青春期这种转型与改变的时期——对文化英雄的羡慕）到相互自体客体功能，如在一段好的婚姻中相互提供给对方的，都属于研究的范围。考虑到后者——这是个有待我们用自体心理学的有效观点加以详细探讨的非常重要的主题——多年前我曾讽刺说"一段好的婚姻就是在任何时间里只有一个人发疯"（比较莎士比亚借助奥赛罗说出的对完美自体 - 自体客体关系的美好描述"她爱我是因为我所经历的危险，我爱她是因为她怜悯那些经历"）。然而，现在只有在自体心理学的帮助下，我才知道我这个玩笑的意义。它暗指的事实是，一段好的婚姻，意味着当其中一方的自体需求暂时受损时，另一方能够提供对方所需的自体客体功能。谁可以比婚姻伴侣更有可能精确、共情地与自己的需求共鸣呢？同样，相反的——正如每个分析师都有很多机会可以观察到的——还有谁能比妻子或丈夫，就像童年期创伤性的双亲自体客体那样，经由错误的回应，或是因觉得负担过重而根本拒绝回应更能伤害一个人吗？这的确是婚姻破裂，夫妻双方永远互相憎恨对方（长期失望及之后的长期自恋愤怒）的本质原因。

第六章

[1] 例如我知道的一个分析案例，一个有严重创伤障碍的患者在两年稳定的进步后失败了，因为分析师坚持改变她椅子的位置以防她的患者在一些关键时刻总是盯着她的脸看。分析师尝试向对方证明这个变化是正常的，她告诉他分析的规则禁止这种满足——通过盯着她充满情

绪的脸得到的满足将是"记忆"和"修通"的障碍。因此她重复了对方精神分裂的母亲的长期的冷淡态度，她的母亲从他出生开始就施加给他一些奇怪的行为规则，不能以自然的温暖和关怀来回应他。被分析者感到不能忍受这种变化并终止了治疗。分析师可以这样做却能让患者继续接受治疗吗？或许可以，即如果分析师能以她所有的温暖说服患者使她相信，她理解他迫切的需求、他的在某些关键时刻让他几乎无法忍受而渴望减缓的孤独感，进而，如果她能以同样深层的涉入来重构他童年期的绝望，以及在类似的情况下他是如何的愤怒，等等。在这些条件下，患者或许能够忍受看不到她的脸，而以来自她的语言理解代之。但我们不免奇怪的是，为什么分析师应该首先挑起这种意愿之争？在我过去10到15年的临床经验里，我似乎完全能够避免这种僵局。在我做分析师的最初几年我确实偶然遇到过这种情况。这不是因为我对被分析者的整体行为有所改变——我依然以传统的方式坐在他们的后面。但是以自体心理学对被分析者人格某些维度的深层理解，当我通过温和的嗓音，适当的措辞以及其他类似的方式对被分析者展示我深层的参与和关怀时，我变得更加自由而没有罪恶感和疑虑。

　　［2］我将会在第九章更广泛地讨论这个主题，特别是重新解释 Z 先生的父亲回归的梦。

　　［3］然而，在我所讨论的例子里，暗示性可能在被分析者没有注意到下巴肌肉紧绷或不记得它们曾经在紧绷这方面起到了作用。换句话说，暗示性可能在患者对分析师理论观点的顺从和为分析师提供可信的数据以支持其观点的方面起到了作用。在这个例子中，我们需要知道患者和分析师之间互动的细节，这些细节发生在我们的讨论之前。举例来

说，当患者提供了支持分析师观点的可信数据时，分析师是否传递了她的喜悦和赞赏？当与理论相反的材料出现时，她是否在无形中谴责了对方？

[4] 我强调这个不证自明的事实是为了说明精神分析治疗过程中概念的选择、提炼、扬弃以及替换是基于科学而非道德的考虑。"勇于面对真相"或者"勇敢面对人性的生物（驱力）基础"的价值标准，都无法决定哪种治疗方法是有效的和最有帮助的。同样的，在探讨对精神分析的理论和技术进行改进时，不论这些价值标准是正面的还是负面的，都不能作为论据。

[5] 既然我自己的精神分析知识和经验几乎都是在古典精神分析的庇护下得到的（Kohut，1978b，2：931-938），如果没有对传统理论和实践的完整的了解，就无法对我的著作有足够正确的评价。我常常以惋惜的心态思考经典分析忽视我所提到的当今时代的"核心经验"的原因。但不管怎么说，传统的精神分析，特别是自我心理学，虽然在理论和实践中有些严重的错误，但仍然是科学的深度心理学的最重要和最受尊敬的完整分支，而我自己长期的对传统取向的精神分析的参与也并未停止。我对传统精神分析忽视了这些核心经验——尤其是为什么它只从结构性冲突和俄狄浦斯情结的观点来看待精神病理——的假设性答案如下：与流行的说法"半个真理是真理最大的敌人"相一致，弗洛伊德早期对力比多（libido）压抑和固结的陈述——它们是远离经验的——就是半个真理，它保护分析师不必共情地沉浸到被分析者患病的自体中，从而阻止他们到达自体心理学所获得的、与我们时代的精神苦难息息相关的接近经验的结论。特别地，压抑和固结的古典理论，尤其是补偿系列

（complementary series），能够掩盖这样的一个的事实，即一类属于人类最重要的精神障碍之一的问题未被注意。从另一个角度来说，压抑 - 固结理论让某些自体心理学的批评者认为自体心理学的研究领域在很久之前已经被弗洛伊德和自我心理学家研究过了。对于这些批评者来说，旧有的理论已经足够好了，不需要自体心理学的补充。至今为止，这些说法提供给我们的安全感，阻止我们去感知很多病人长久以来试图告诉我们的讯息：如果我们强制性地把注意力放在驱力（生殖期的或前生殖期的）上，以此作为我们人格的生理基础，或是把自我（成熟的或不成熟的）看作调节生理驱力和现实施加给它们的限制的心理机制的核心，那么他们所面临的问题就没办法被我们真正地感知。

　　［6］说到这个地方，我需要立即补充的是，自体心理学理论对治疗的理解阶段的贡献不能被低估。理论的各个方面只有在解析阶段才能向患者详细说明，但是如果分析师和被分析者之间比较容易重新建立共情连接——自体心理学理论对此颇有助益——就有利于实现对患者的精确的理解。可以确定的是，即使是那些支持"不正确"理论的分析师，最后也可以共情地理解他们的患者，但是他们的理论越准确，这个任务也就越容易完成，而且他们希望达到的治愈也就越充分和完整。

第七章

　　［1］关于这些概念及其对分析师看待治愈的态度的影响的更为充分的讨论，请参见《追寻自我》一书第 3 卷中提到的科胡特与一名同事（E.）的信件，这封信中对这个问题有更为集中的讨论。——伊利莎白·科

胡特

[2] 有关自体状态梦的详细说明，请参见《追寻自我》一书第 3 卷中科胡特给 E. 的信。——伊利莎白·科胡特

[3] 很遗憾，因为要顾及到患者的隐私，我不能更详细地描述他在律师学校使用的这种巧妙手段了。

[4] 对此，莫扎特曾经说，即便是天才也会承认，要想超越对细节的有意识的注意，前期的努力是非常必要的。他有一次写道："每当我为里克特（Richter）演奏时，他都会目不转睛地看着我的手指。有一天他说：'天哪！为什么对我来说这些就是折磨，而对你来说这却仅仅就是演奏呢！'我回答他说：'是的，这些在过去对我来说也是折磨，但经受它们是为了我现在可以不受折磨而更好地演奏。'"

[5] 值得一提的是，弗洛伊德主要是在对致病因素的衡量中，应用了补偿序列的概念，而自体心理学至少同样地重视对健康促进因素的审视、辨识和定义。

[6] 当提到类似像"生物资质"（biological equipment）、"生物起源上的遗传"（biogenetic inheritance）等概念时，我们其实并没有回到心理学所依赖的生物学基础上，而只是从一种解释框架转换到了另外一种。让我用相反的方式来说明我的意思：我们现在能够仔细观察神经节的各种活动了，并且我们也许在将来还能获得现在所不能预见的更为细致的知识。但是，不管研究者们对神经节的活动的探索有多么深入，他们都不可能因此而直接进入到一个人的思维、感受和经历当中。也许未来这样的研究者会研究内省和共情，并观察到和发现对未来的生物学研究产生深远的影响的现象。但同样，他也没有资格去谈论"生物

学的心理学基础"，即便他倾向于会这样说。我们涉及的是两种不同的探索现实的方式——一种是内省/共情的、一种是直接或间接的外部观察。但我常常强调，本质上来说现实是不可知的。我们所描述的都只是在某一特定的观察方式下所发现的结果。

[7]当然在有些案例中，患者按照相反的方向寻求，或者维持与首要的镜像自体客体的关系。我督导的同事的一名女性患者就是这样，分析的任务最终变为放弃对有严重障碍的父亲的理想化依恋，而通过回到她那虽然也很虚弱但却困扰较轻的镜像母亲那里，来重建心理结构。

[8]我应该在这里提一下 Z 先生（Kohut，1979）的一个有关父亲回归的关键的梦，它描述了一个与这里类似的心理情景。不论是在童年还是在分析中，Z 先生都一直在努力遏制来自父亲的、与残余自体受到另一人格的入侵而产生破坏的风险有关的东西。为了能保卫自己的残余自体，他努力去调节这些注入的东西，使自体能够保持住活性去完成那些只有经过很长时间才能逐步发生的转化内化作用。只有这样，他虚弱不完整的自体才能变得稳定一致；只有这样，自体才能保持住时间上的连续性以及核心的一致性。在他童年那段极为重要的自体发展时期里，父亲在离开很久以后突然出现了，就构成了这种威胁；在第一次的分析马上要结束时这意味着有很多事情要在短时间之内完成，它也以同样的方式使 Z 先生感到了威胁。

[9]当孩子们有错时，他们不仅仅要"说"对不起，还必须要真正"感觉到"抱歉。

[10]我论述的目的在于呈现自体心理学的观点，并且我希望能在相对有限的空间里通过临床的例证尽可能清晰地呈现它的观点。我不会

隐瞒我的这个观点——我之前也确实已经表达过了（参照科胡特1977年命名为"精神分析证据的本质"那一章）——也就是，我非常怀疑那种通过临床数据来验证理论的方法所具有的有效性。我认为：一个很有天赋的分析师能够从即便一次的会谈内容中收集到足够丰富的临床资料来组合成各种解释，这会使根据临床资料得出的任何证明其实都只是在呈现分析师的想法，而并没有说明对经验世界中的内在秩序的反思（唯一的解决方法我猜可能会让你们惊讶不已，请参见科胡特1977年同一章）。

[11]将患者的这些阻抗按严重性排序如下：兄弟主题唤起的是最不强烈的阻抗，对母亲的依恋所唤起的阻抗要强烈一些，出现父亲和外祖父的主题唤起的焦虑最大，因为这一主题让他再一次暴露在一个没有回应的自体客体环境当中，这一焦虑最后才出现在治疗当中。

[12]我在此所说的是一种原则上的不同，我完全了解自我心理学家对阻抗概念的坚持，但这并不意味着他们会在技术上粗鲁和麻木地对待患者。因此，当自我心理学家尝试向患者说明童年的情境与移情关系中的情境不同——也就是说，分析师并不像他的父亲（疏远且无法亲近，又受到母亲的压制），而且患者的成年人格比儿时的人格更有能力承受挫折——他会带着理解和尊重来进行。但是尽管分析师们能够从赖希的"性格分析"理论（或许在其他方面它有价值和积极影响）（1933）所遗留的那些偏颇和教条中解放出来，我们也只能寄希望于他的解析能够不因为坚信上述态度是重估和改变的依据而带有贬义。

第八章

[1]我们可以对比一下通过使用自我分析功能所获得的那些帮助，与健康的成人从朋友或家人的支持中所获得的帮助（在你特别难过的时候，他们会愿意像小时候古老的自体客体那样做）。尽管它们之间有些是相似的，但也有所不同：后分析功能是受分析者自己所执行的功能，而成人在危机处境中所使用的古老自体客体需要其他人的配合；在特征上，后分析活动主要处理的是有关理智的功能（事实上我认为是理智化的功能），而使用古老的自体客体的目的显然是满足古老的需要。另外我认为，表面现象有时是误导性的——出现了自我分析功能也许并不像看起来那样成熟，古老自体客体功能的需要也许也并不像看起来的那么不成熟。

[2]在这里先不管我在别处给出过的一些建议（Kohut，1978b，2：675），在心理装置（mental appparatus）心理学的框架中来看，我们不能仅仅考虑这些通过内化作用发生的转移（也就是说，在心理装置中建立的世界特征），还要考虑到心理装置自身可能发生的更进一步的转移。因此，在一开始，父母的价值观是半内化状态的，后来最终会完全内化并成为超我的一部分。然而随着时间流逝，一般在过了几代之后，这些内化的价值观会进一步从超我转移到自我：价值观就不再是价值观了，而逐步变为了自我的功能。

[3]这与Z先生的第二次分析中所描述的第一个梦类似，都有非常生动的影像记忆（Kohut，1979：11）。

[4]这孩子在吃饭时，会闭上眼睛把东西放在嘴里咀嚼很久，以

此度过漫长的时间。

[5]此处讨论的这个话题值得进行广泛的研究。有些分析师在专业领域日益成熟后，其有意识的自我分析就会减少，这是否必然代表着一种有害的发展呢？我们是否应该至少在一些案例中将其评估为一个积极的信号，表明了分析师整体的分析功能有所提高了呢？分析师是否用一种默默进行的、更为微妙的反应取代了之前那种明显有意识的自我分析了呢？

[6]库恩认为（不管他的观点的其他缺陷）范式的改变，并不意味着一门科学结束了，另一门科学开始了。科学的定义都来自它所观察的领域以及观察者在此领域内的基本立场。理论上的变化、新范式的引入，都不会废弃一门科学；这些都只是科学发展中的一步（Kohut，1977：298-312）。然而有些分析师却使用库恩的理论来维护精神分析的现状，他们认为放弃了弗洛伊德的那些基本理论（比如移情和阻抗、驱力的重要性、结构性冲突等），就等于放弃了精神分析本身。

[7]精神分析是一门关于只能通过内省和共情来进行观察的复杂心理状态的科学，这一学科研究对象的性质或多或少地阻碍了实验方法和统计证明的应用。虽然我们并不能把精神分析里那些由于基于不同的理论观点而造成的派系纷争完全归咎于此，但在这里我们也应该指出这个缺陷（精神分析与其他社会科学和人文科学所共有的缺陷）的存在。虽然实验方法和统计证明无法绝对预防这种群体间纷争的发生，但如果我们能够使用的话，它们还是一种有效的解毒剂，至少能使这种纷争不会持续和蔓延。

[8]总的来说，我认为我们是倾向于理想化，因此也就高估天然

创造性冲动的力量，而低估外部力量的影响。就像我之前多次指出过的，一些杰出的创造力会集中出现于历史中的某一段时期（伯里克利的雅典时期就是一个明显的例子），这清楚地说明了文化环境所起到的重要作用——不论是通过直接鼓励创造性，还是通过消除那些阻碍创造力的因素，或者兼而有之。我们无法简单地说（比如用"放任""禁止"这样的词）文化到底是鼓励了创造性，还是贬抑了创造性，但文化所具有的力量不仅可以从苏格拉底在古希腊的创造力全盛时期被处死这个例子中显现出来，在文艺复兴时期布鲁诺和伽利略类似的例子中也可以证明。

[9] 如果分析师认为具有了调动自我分析功能的能力且在出现内在困扰时能够使用它就代表了最佳的心理健康状态，那么我的回应是：这样的看法代表了一种极端的"工具 - 方法傲慢"，这一点我在其他地方已经讨论过了（Kohut，1978b，2：678，690）。

第九章

[1] 为了避免别人批评我对历史表达得不够精确，在此我要补充一点，我知道，布鲁内莱斯基和所有其他伟大的革新者一样，都有其先行者。当他在 1490 年发现这一规律时，已经有同代人近乎达到同样的发现，也有同代人根据他提供的有意义的方法进一步拓展了这一发现（Alberti，1435）。

[2] 编者注：科胡特在这一段中所表述的意思，是要对来自受分析者的误解有必要的知觉。在下面提到的案例中，他会解释，这种作为移情现象的误解能够呈现患者童年时的某些事件。在这一点上我们要明

确的是，要把这种类型的误解与那些分析师潜在的能够避免的误解区别开来，这一点在科胡特以前有关治愈的说明中已经提到过了。

[3] 有个类似的让人警惕的案例——不过在这个案例中治疗僵局持续的时间较短（ Kohut，1971：136 ）。那个患者报告说他一度出现更为虚安的经验：他在吃鱼的时候觉得鱼真的在注视着他。

[4] 在很多方面，F 小姐是这位患者情况相同的对应性别患者，科胡特在 1971 年的书中第 283-293 页有过描述。她的大量而激烈的言论与这位患者有类似的感觉，都掺杂着失望和责备。在我开始对 F 小姐进行分析后的两年，A 先生和 B 先生也开始了治疗，这两人的情况也是如此。一般分析师的临床工作中并不会频繁出现此类案例，但我认为，只要不是对患者进行明显谨慎的筛选，这种类型也绝对不会稀有。我最近治疗的一位女性，她的移情关系发展方式也与多年前 F 小姐、A 先生、B 先生早期分析中很相似。尽管与 F 小姐、A 先生、B 先生相比，这个女人的困扰要少得多（与他们相比，她很有钱，而且在社会上很有地位），但是她的移情关系僵局、她的责难以及我那有限的完全透过她的眼睛去看待世界的能力，都与他们的情况是一样的。这些事实是否意味着，引起这些事件的原因是患者过往经验的移情重复，而我从案例中学到的一切和逐渐积累的经验都不能遏制这种趋势（传统的精神分析会习惯于这么看）？又或者就像某些患者告诉我的，在这样的情况下，我确实会有感知上的局限性，他们对我的这些批评是现实的？我倾向于认为，这两种猜测都有一部分正确性：患者在这样的时刻会要求我有百分之百的共情和共鸣，我确实还有一些困难不能做到，另外，患者对于移情关系的事实有超出正常水平的扭曲，这使得他们会只根据微小的线索而坚持认

为分析师的表现和他们儿时那些致病的自体客体一样。

［5］我应该说明，我是特意选择使用那些价值中立的词语，比如"事件""离开""坚持不同的观点"等。我有意避免使用那些承载着价值观的词，比如"分离""走向自主""独立"等。

［6］应该注意，我在这里使用正面的词语去描述这一行为，也就是说，我没有说孩子"离开"他的妈妈。在这里我要提一提巴林特（Balint）。他在一篇精彩的论文（1955）中对两种基本人格类型的对比，但是由于使用了两个很难理解的词语（"依赖者"和"流浪者"）而毁了他想表达的重要信息，而且更为重要的是，他没能发现他描绘的两种态度在心理意义上是处在不同的概念层面上。因此，在用"功能符合设计"对"正常"进行定义时，"流浪者"是正常的，而"依赖者"就不是正常的，而不考虑统计学上的频率，也就是说，我们有可能会发现在我们的文化中更多的孩子是"依赖者"，而不是"流浪者"。

［7］此处关注的是分析情境中作为自体客体的分析师。但是如果其他条件都相同的话，我提出的这些也可以应用到童年环境中，我的结论也可以很容易地转换到早期的发展上来。

［8］编者注：科胡特在这里使用的"远离经验"概念有别于他早期的用法（Kohut，1971）。在本文中，他认为"远离经验"与采用的观察有关，这种观察（1）从一个外部观察者的视角来进行；（2）以我们假设认为是正常的成长和发展为立足点；（3）比"贴近经验"的观察具有更高的抽象水平；（4）从有道德色彩的态度出发。然而，在有些情况下，一个人也可以从外部就看到孩子的焦虑，以及把它看成一种适应性的现象，是正常发展中的一部分。为了区分远离经验和贴近经验

这两种视角，科胡特比较了这两种理论取向，他认为，远离经验取向不需要必要的资料就能得到结论，而贴近经验取向就要等待支持性资料的出现。

第十章

［1］这种需求的应用实例，请参见自体心理学形成之前科胡特在1964年的那些论述。

［2］不用说，这句话只是自体心理学认为自恋另有一个独立的发展主线的另一种说法。

［3］当突然间回归受到威胁时，人们会猛然意识到回到人类世界的重要性，这一点请参见 Kohut，1978b，1：441。关于这个领域的一般探讨，请参见 Kohut，1978b，2：905-907。

［4］一种不同的自体客体需要也会影响同性恋关系中的性活动。关系中的其中一个扮演"孩子"，尝试从同性性行为（通过肛门或是口腔）中获得童年没能得到的父母力量。

［5］尼采与瓦格纳之间关系的变化（Fischer Dieskau，1975）就是说明这一模式的一个极好的例子，这值得自体心理学仔细地进行研究。

［6］这里应该强调一下，自体心理学倾向于重视那些发展的潜能——而不是根据成人的标准去评判的所谓现实感的缺乏——他们是早期生活中古老的心理组织，特别是古老的自体所固有的。站在这个角度所看到的事实能让我们避免作出对受分析者的自体发展不利的贬义的判断。我们通过与受分析者分享我们感受到的他受损自体的那些特定需求

的合理性，使他更容易把这些需求与人格中的成熟部分整合，并因此能够把古老的自体需求转化为成熟的对应物。

［7］在从国外回家的这个例子中，因另我的存在而感到被支持的体验，有一个与安全感明显不同的特征。安全感来自于回到家后我们会更加放松，因为我们知道自己要走哪条路，也可以毫不费力地理解语言中的各种微妙之处，等等。我们的自体获得的来自另我环境的支持，则来源于非语言化的相似和认同体验，而不管有没有从那些我们感觉与自己相似的人身上获得实际的帮助。在我们从一个友善但非另我的环境中，回到虽是另我但有恶意的环境中时，这样的体验甚至也可能会偶尔发生。

［8］我这里使用的"一些人"，有可能只是同一个创伤性自体客体的一个不同的方面，也有可能是某一个在受分析者大部分的童年时光里都是创伤性自体客体，但至少在另一个时期里变为了具有部分支持性的自体客体。在这里我要提到的是，对于那些孩子们来说，祖父母来到父母家中，或者当父亲要离开很久时，母亲和孩子们一起住在娘家，这些都挽救了孩子，这不仅仅是因为祖父母的活力，还因为母亲在与她自己的父母生活时也更有活力。

［9］我们也不能总这样解释，就像我之前刚刚指出过的，有可能并不是双亲中的另一个人的回应有问题，而是同一双亲的不同方面出现了问题。

［10］我要再次强调，虽然自体客体移情关系的建立过程常常聚焦在较少创伤性的自体客体以及恢复补偿结构上，但也有一些例子中的核心移情关系从一开始（或是稍在移情关系展现出来之后）就聚焦在修复被破坏的结构上。在这样的案例中，自体客体移情关系中被激活的发展

性需要并没有聚焦在两个（或三个）自体客体中较少受损的那一个（即孩子在首要自体客体经历失败后所转向的对象）上，而是聚焦于首要的自体客体本身。也就是说，移情企图再激活那促进发展的、却不充分或者不可靠的来自首要自体客体的回应。

［11］我认为，从现代自体心理学的意义上来说，弗洛伊德经常引用的那句"对内在身份有清晰的认识"（Freud，1926，1953，20：274）指的是另我的支持。这里的"认同"（identity）意味着相同或相似，并不像埃里克森认为的那样，是自我概念的前身（对比 1956 年第 57 页，埃里克森指的是"一个人延续着自身的一致性"）。这一点我们只要看看弗洛伊德自己的解释（用心理 - 装置的术语）就清楚了。他认为认同是"共同的心理建构"。更明确地说，弗洛伊德提到的"共同心理建构的安全隐私性"（safe privacy of common mental construction，274) 指的是那种由于感知到另我的出现而产生的安全感。

参考文献

Alberti, L. B. 1435. *On Painting*. Translated with introduction and notes by J. R. Spencer. New Haven: Yale University Press, 1956; rev. ed. 1966.

Balint, M. 1955. "Friendly Expanses-Horrid Empty Spaces." *International Journal of Psychoanalysis* 36:225.

Binswanger, L. 1956. *Erinnerungen an Sigmund Freud*. Bern: Frantze Verlag.

Brandchaft, B., and Stolorow, R. 1983. "The Borderline Concept: Pathological Character or Iatrogenic Myth." In J. Lichtenberg, ed., *Empathy*. Hillsdale, N. J.: Analytic Press, [1984].

Chamberlain, H.S. 1899. *Die Grundlagen des neunzehnten Jahrhunderts*. Munich: F.Bruckmann.

de Gobineau,J.A.,Comte.1884. *Essai sur l'inégalité des races humaines*. 2 vols.Paris: Firmin-Didot.

Eissler,K.R.1953. "The Effect of the Structure of the Ego on Psychoanalytic Technique." *Journal of the American Psychoanalytic*

Association 1: 104-143.

——.1963. *Goethe: A Psychoanalytic Study*, 1775—1786.2 vols. Detroit: Wayne State University Press.

Erikson,E.H.1956. "The Problem of Ego Identity." *Journal of the American Psychoanalytic Association* 4: 56-121. ·

Fenichel,O.1945. "Anxiety as Neurotic Symptom: Anxiety Hysteria." *The Psychoanalytic Theory of Neuroses*, pp.193-215.New York: W.W.Norton.

Ferenczi,S.1916. "Stages in the Development of the Sense of Reality." *Contributions to Psychoanalysis*. Boston: Badger.

Ferguson,M.1981. "Progress and Theory Change: The Two Analyses of Mr.Z." *Annual of Psychoanalysis* 9: 133-160.

Feyerabend,P.K.1975. *Against Method: Outline of an Anarchistic Theory of Knowledge.* London: NLB.

Fischer-Dieskau,D.1975.*Wagner and Nietzsche.* New York: Seabury Press.

Freud,A.1937. *The Ego and the Mechanisms of Defense.* London: Hogarth Press.

Freud,S.1953. *The Standard Edition of the Complete Psychological Works of Sigmund Freud.* James Strachey,ed.24 vols.London: Hogarth Press,1953-74.

Gedo,M.1980. *Picasso: Art as Autobiography.* Chicago: University of Chicago Press.

Gitelson,M.1964. "On the Identity Crisis in American Psychoanalysis." *Journal of the American Psychoanalytic Association* 12: 451-476.

Glover,E.1931. "The Therapeutic Effect of Inexact Interpretation: A Contribution to the Theory of Suggestion." *The Technique of Psychoanalysis*, pp.353-366.New York: International Universities Press,1955.

Goldberg,A.1980.Letter to the Editor.*International Journal of Psychoanalysis.* 61: 91-92.

——.1981. "One Theory or More." *Contemporary Psychoanalysis* 17: 4.

Goldberg,A.,ed.1978.*The Psychology of the Self: A Case Book.* New York: International Universities Press.

——.1980.*Advances in Self Psychology.* New York: International Universities Pres.

Hartmann,H.1964. *Essays on Ego Psychology.* New York: International Universities Press.

King,C.D.1945. "The Meaning of Normal." *Yale Journal of Biology and Medicine* 17,no.3: 493-501.

Klein,M.1932.*Psychoanalysis of Children.*London: Hogarth Press.

Kohut,H.1964.Letter to the Editor. *Christian Century,* 21 October.

——.1971.*The Analysis of the Self.* New York: International Universities Press.

——.1977.*The Restoration of the Self.* New York: International

Universities Press.

———.1978a. "Psychoanalysis and the Interpretation of Literature： A Correspondence with Erich Heller." *Critical Inquiry* 4，no.3： 433-451.

———.1978b.*The Search for the Self.* Vols.1 and 2.P.Ornstein,ed.New York： International Universities Press.

———.1979. "The Two Analyses of Mr.Z." *International Journal of Psychoanalysis* 60： 3-27.

———.1980. "Reflections." In *Advances in Self Psychology.* A.Goldberg,ed.New York： International Universities Press.

———.In preparation.*The Search for the Self.*Vol.3.P.Ornstein.ed.

Kohut,H.,Anderson,R.,and Moore,B.1965. "Statement on the Use of Psychiatric Opinions in the Political Realm." *Journal of the American Psychoanalytic Association* 13： 450-451.

Kohut,H.， and Wolf,E.1978. "The Disorders of the Self and Their Treatment： An Outline." *International Journal of Psychoanalysis* 59： 413-425.

Kramer,M.1959. "On the Continuation of the Analytic Process after Psychoanalysis： A Self Observation." *International Journal of Psychoanalysis* 40： 17-25.

Kuhn,T.S.1962. *The Structure of Scientific Revolutions.* Chicago： University of Chicago Press.

Laudan,L.1977. *Progress and Its Problems： Toward a Theory of Scientific Growth.* Berkeley： University of California Press.

Lewin,B.1958. "Education,or the Quest for Omniscience." *Journal of the American Psychoanalytic Association* 6: 389-412.

Lwein,B.,and Ross,H.1960.*Psychoanalytic Education in the United States*. New York: Norton.

Loweald,H.W.1960. "On the Therapeutic Action of Psychoanalysis." *International Journal of Psychoanalysis* 41: 16-33.

Lovejoy,A.O.1936.*The Great Chain of Being.*Cambridge: Harvard University Press.

Miller,S.C.1962. "Ego Autonomy in Sensory Deprivation, Isolation,and Stress." *International Journal of Psychoanalysis* 43: 1-20.

Modell,A.H.1958. "The Theoretical Implications of Hallucinatory Experiences in Schizophrenia." *Journal of the American Psychoanalytic Association* 6: 442-480.

Ornstein,A.1981. "The Effects of the Holocaust on Life Cycle Experiences: The Creation and Recreation of Families." *Journal of Geriatric Psychiatry* 14: 135-154.

Ornstein,P.H.1979. "Remarks on the Central Position of Empathy in Psychoanalysis." *Bulletin of the Association for Psychoanalytic Medicine* 18: 95-108.

Pflanze,O.1972. "Toward a Psychoanalytic Interpretation of Bismarck." *American Historical Review* 77: 419-444.

Schlessinger,N., and Robbins,F.1974. "Assessment and Follow-up in Psychoanalysis." *Journal of the American Psychoanalytic Association* 22: 542-567.

Schorske,C.1980. *Fin de Siècle Vienna.* New York: Alfred A.Knopf.

Schwaber,E.1979. "On the 'Self' within the Matrix of Analytic Theory: Some Clinical Reflections and Reconsiderations." *International Journal of Psychoanalysis* 60: 467-479.

——.1981. "Narcissism,Self Psychology,and the Listening Perspective." *Annual of Psychoanalysis* 9: 115-132.

Stone,L.1962. *The Psychoanalytic Situation An Examination of Its Development and Essential Nature.* New York: International Universities Press.

Strachen,J.1934. "The Nature of the Therapeutic Action of Psychoanalysis." *International Journal of Psychoanalysis* 15: 127-159.

Terman,D.1972. "Dependency and Autonomy in the Student Situation: Summary of the Candidates Pre-Congress Conference,Vienna, 1971." *International Journal of Psychoanalysis* 53: 47-48.

Watson,J.B.1925. *Behaviorism.* New York: W.W.Norton & Co.

Winnicott,D.W.1965. *The Maturational Processes and the Facilitating Environment.* New York: International Universities Press.

Wolf,E.1976. "Ambience and Abstinence." *Annual of Psychoanalysis* 4: 101-115.

——.1980. "On the Developmental Line of Self Object Relations." In. A.Goldberg,ed., *Advances in Self Psychology,* pp.117-135. New York: International Universities Press.

Zahn,G.1964. *In Solitary Witness.* Boston: Beacon Press.

鹿鸣心理（心理治疗丛书）书单

书 名	书 号	出版日期	定 价
《生涯咨询》	ISBN:9787562483014	2015年1月	36.00元
《人际关系疗法》	ISBN:9787562482291	2015年1月	29.00元
《情绪聚焦疗法》	ISBN:9787562482369	2015年1月	29.00元
《理性情绪行为疗法》	ISBN:9787562483021	2015年1月	29.00元
《精神分析与精神分析疗法》	ISBN:9787562486862	2015年1月	32.00元
《认知疗法》	ISBN:待定	待定	待定
《现实疗法》	ISBN:待定	待定	待定
《行为疗法》	ISBN:待定	待定	待定
《叙事疗法》	ISBN:待定	待定	待定
《接受与实现疗法》	ISBN:待定	待定	待定

鹿鸣心理（心理咨询师系列）书单

书 名	书 号	出版日期	定 价
《接受与实现疗法：理论与实务》	ISBN:9787562460138	2011年6月	48.00元
《中小学短期心理咨询》	ISBN:9787562462965	2011年9月	37.00元
《叙事治疗实践地图》	ISBN:9787562462187	2011年9月	32.00元
《阿德勒的治疗：理论与实践》	ISBN:9787562463955	2012年1月	45.00元
《艺术治疗——绘画诠释：从美术进入孩子的心灵世界》	ISBN:9787562476122	2013年8月	46.00元
《游戏治疗》	ISBN:9787562476436	2013年8月	58.00元
《辩证行为疗法》	ISBN:9787562476429	2013年12月	38.00元
《躁郁症治疗手册》	ISBN:9787562478041	2013年12月	46.00元
《以人为中心心理咨询实践》（第4版）	ISBN:9787562486862	2015年1月	56.00元
《焦虑症和恐惧症——一种认知的观点》	ISBN:9787562491927	2015年8月	69.00元
《超越奇迹：焦点解决短期治疗》	ISBN:9787562491118	2015年9月	56.00元
《精神分析治愈之道》	ISBN:9787562491330	2016年3月	56.00元

请关注鹿鸣心理新浪微博：http://weibo.com/555wang，及时了解我们的出版动态，@鹿鸣心理。

图书在版编目（CIP）数据

精神分析治愈之道 /（美）科胡特（Kohut，H.）著；
訾非，译. —重庆：重庆大学出版社，2016.3（2023.11重印）
（心理咨询师系列）
书名原文：how does analysis cure?
ISBN 978-7-5624-9133-0

Ⅰ.①精… Ⅱ.①科… ②訾… Ⅲ.①精神疗法
Ⅳ.①R749.055

中国版本图书馆CIP数据核字（2015）第126747号

精神分析治愈之道

［美］海因茨·科胡特 Heinz Kohut 著
［美］阿诺德·戈德伯格 Arnold Goldberg 保罗·斯特潘斯基 Paul Stepansky 编
訾 非 曲清和 张 帆 译

策划编辑：王 斌
责任编辑：王 斌 敬 京
责任校对：邹 忌

重庆大学出版社出版发行
出版人：陈晓阳
社址：（401331）重庆市沙坪坝区大学城西路21号
网址：http://www.cqup.com.cn
重庆市正前方彩色印刷有限公司印刷

开本：720mm×1020mm 1/16 印张：18.25 字数：208千
2016年3月第1版 2023年11月第6次印刷
ISBN 978-7-5624-9133-0 定价：56.00 元

本书如有印刷、装订等质量问题，本社负责调换
版权所有，请勿擅自翻印和用本书制作各类出版物及配套用书，违者必究

How Does Analysis Cure by Heinz Kohut

ISBN 0-226-45034-1

Copyright ©1984 by The University of Chicago. All rights reserved. This translation is
licensed by The University of Chicago Press, Chicago, Illinois, U.S.A.

本书由芝加哥大学出版社授权重庆大学出版社独家出版发行。未经出版社预先
书面许可，不得以任何形式复制和发行本书的任何部分。

版贸核渝字 〔2009〕 第 104 号